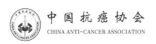

中国抗癌协会
CHINA ANTI-CANCER ASSOCIATION

# 营养疗法

## 中国肿瘤整合诊治技术指南（CACA）

CACA TECHNICAL GUIDELINES FOR HOLISTIC INTEGRATIVE MANAGEMENT OF CANCER

### 2023

丛书主编：樊代明

主　编：石汉平　崔久嵬　丛明华

U0244807

天津出版传媒集团

天津科学技术出版社

**图书在版编目(CIP)数据**

营养疗法 / 石汉平, 崔久嵬, 丛明华主编. -- 天津:
天津科学技术出版社, 2023.2
("中国肿瘤整合诊治技术指南(CACA)"丛书 /
樊代明主编)
ISBN 978-7-5742-0799-8

Ⅰ.①营… Ⅱ.①石… ②崔… ③丛… Ⅲ.①肿瘤—
临床营养 Ⅳ.①R730.59

中国国家版本馆CIP数据核字(2023)第018961号

营养疗法
YINGYANG LIAOFA
策划编辑：方　艳
责任编辑：张建锋
责任印制：兰　毅

出　　版：天津出版传媒集团
　　　　　天津科学技术出版社
地　　址：天津市西康路35号
邮　　编：300051
电　　话：(022)23332390
网　　址：www.tjkjcbs.com.cn
发　　行：新华书店经销
印　　刷：天津中图印刷科技有限公司

开本787×1092　1/32　印张13.5　字数200 000
2023年2月第1版第1次印刷
定价：122.00元

# 编委会

**丛书主编**

樊代明

**主　编**

石汉平　　崔久嵬　　丛明华

**副主编**（以姓氏拼音为序）

陈俊强　　谌永毅　　李　涛　　李　薇　　李增宁　　梁婷婷
林　宁　　刘　明　　宋春花　　许红霞　　庄则豪

**编　委**（以姓氏拼音为序）

| | | | | | |
|---|---|---|---|---|---|
| 巴　一 | 白寒松 | 曹伟新 | 陈超刚 | 陈春霞 | 陈公琰 |
| 陈锦飞 | 陈连珍 | 陈　萍 | 陈　伟 | 陈向荣 | 陈小兵 |
| 陈晓锋 | 陈鄢津 | 陈永兵 | 陈子华 | 陈志康 | 蔡　欣 |
| 董　明 | 杜振兰 | 方　玉 | 付振明 | 高　劲 | 高淑清 |
| 巩　鹏 | 郭增清 | 贺　源 | 胡仁崇 | 胡海涛 | 胡　雯 |
| 黄　岚 | 黄　河 | 黄慧玲 | 黄　聪 | 贾平平 | 贾云鹤 |
| 蒋敬庭 | 姜海平 | 姜　华 | 金　希 | 江庆华 | 孔　娟 |
| 孔永霞 | 匡　浩 | 雷尚通 | 李会晨 | 李纪鹏 | 李玲玉 |
| 李明松 | 李　盛 | 李苏宜 | 李晓华 | 廖正凯 | 林　源 |
| 刘　波 | 刘　芬 | 刘　洁 | 刘　勇 | 刘凌翔 | 刘秋燕 |
| 刘宇笛 | 陆京伯 | 鲁晓岚 | 路　潜 | 罗小琴 | 吕家华 |
| 李厨荣 | 马　虎 | 马文君 | 缪明永 | 孟庆华 | 齐玉梅 |

秦侃　秦宝丽　秦立强　饶本强　任建军　沈威
沈贤　沈友秀　沈华　宋昀　束永前　孙凌宇
石梅　施万英　田字彬　唐蒙　唐小丽　陶京
汤庆超　滕理送　王静　王昆　王昆华　王林
王梦炎　王晓琳　王欣　王楠娅　王译萱　王玉梅
王震　王可　魏文强　翁敏　吴承堂　吴向华
邢力刚　肖慧娟　许川　许淑芳　徐俊　徐鹏远
谢丛华　薛聪龙　薛红妹　叶文峰　闫庆辉　杨大刚
杨家君　杨柳青　杨勤兵　杨婷　杨韵　姚颖
姚庆华　殷实　应杰儿　于吉人　于恺英　于利莉
于森　于世英　余震　余慧青　余亚英　郁志龙
袁凯涛　张秉栋　张策　张烽　张康平　张片红
张琪　张西　张小田　张晓伟　张骁玮　张赟建
张展志　张力川　章真　赵充　赵青川　赵婉妮
赵文芝　赵岩　郑瑾　郑志超　郑红玲　周春凌
周福祥　周建平　周岩岚　周岩兵　朱翠凤　朱乾坤
朱闻捷　庄成乐　卓文磊

秘　书
纪　伟　杨柏函

# 目录 Contents

第一章

# 概述

## 一、背景

肿瘤患者具有较高的营养不良发生率，15%~40%的肿瘤患者确诊时已存在营养不良，且抗肿瘤治疗可进一步增加营养不良的发生率。成年肿瘤患者营养不良发生率在38.7%~61.2%之间，取决于肿瘤类型及分期。住院患者中营养不良的发生率在20%~50%之间，取决于患者人群及用于诊断的定义和标准。儿童和青少年肿瘤营养不良发生率高达75%，具体取决于肿瘤类型、分期及用于诊断的定义及标准。营养不良可导致肿瘤患者死亡率增高、生活质量下降、脏器功能衰退加速、机体恢复时间延长，这些综合问题将进一步增加医疗成本。

## 二、证据

### （一）国外肿瘤营养不良流行病学

不同年龄段、不同性别肿瘤患者营养不良的发生率存在差异。老年患者易发生营养不良，发生率在25%~85%之间。美国一项纳入454名65岁及以上肿瘤患者的队列研究显示，42%的患者在基线时诊断为营养不良，其中65~74岁、75~84岁和85岁以上三个年龄段营养不良发生率分别为37.9%、41.6%和20.5%；男性为50.5%，女性为49.5%。法国一项前瞻性多中心研究纳入

1545名成年肿瘤患者，30.9%的患者诊断为营养不良，其中中度或重度营养不良发生率分别为18.6%和12.2%；男性为35.3%，女性为28%；≤70岁和>70岁患者分别为29.7%和35%。Brinksma等人对儿童肿瘤的多篇文献进行系统回顾，发现白血病患者营养不良发生率为0~10%；神经母细胞瘤营养不良发生率较高，为20%~50%；其他实体瘤在0~30%之间。

不同地区因地理特征、经济水平、医疗条件及受教育水平等不同会导致肿瘤患者营养不良发生率有所差异。一项法国研究观察了1903名肿瘤患者，发现营养不良发生率达39%。巴西的多中心横断面研究，使用PG-SGA对4783名年龄≥20岁的肿瘤患者进行营养评估，发现营养不良发生率达57.1%。日本纳入800例肿瘤患者的营养评估研究，发现152例即19.0%诊断为营养不良。随着经济水平的提高，居民生活水平的提升及生存环境的改变，加之营养评估工具的不断发展，不同时间的肿瘤患者的营养不良发生率正在发生变化。Marshall等在澳大利亚的两个时间点（2012年3月、2014年5月）进行了一项前瞻性多中心研究，采用PG-SGA评估方法对2012年的1677名患者（17个地点）和2014年的1913名患者（27个地点）进行营养评估，发现肿瘤营养不良发生率从31%降至26%（$P$=0.002）。

（二）国外肿瘤营养不良治疗状况

营养是肿瘤多模式整合治疗（multidisciplinary team to holistic integrative medicine，MDT to HIM）的重要方面。强有力的证据表明，从肿瘤诊断开始就应在治疗全程中考虑营养问题，应与控瘤方案同步进行治疗，以降低营养不良风险，提高患者的生活质量。最近在欧洲医院发现，有营养不良风险的肿瘤患者仅有30%~60%得到了营养治疗即口服补充剂和/或肠外营养（parenteral nutrition，PN）和/或肠内营养（enteral nutrition，EN）。日本一项单中心观察性研究纳入800例接受胃切除术的胃癌患者，152名即19.0%的患者诊断营养不良，其中仅106名即69.7%的患者接受过术前营养支持。法国一项前瞻性研究纳入1903名肿瘤患者，有39%的患者诊断营养不良，但是有28.4%的非营养不良患者和57.6%的营养不良患者得到了营养治疗（口服补充剂和/或EN和/或PN）。瑞典一项全国性研究纳入1083名肿瘤患者，仅8.7%接受了PN，2.1%接受了EN等营养治疗。

（三）中国肿瘤营养不良流行病学

（1）在中国，在不同特征的肿瘤患者中营养不良的发生率可能不同，老年住院患者，由于疾病导致的进食不足、机体功能减退及代谢变化都可能会影响营养状况。

常见恶性肿瘤营养状态与临床结局相关性研究是由中国抗癌协会肿瘤营养专业委员会发起的一项研究，称INSCOC（investigation on nutrition status and its clinical outcome of common cancers，INSCOC）。该项目自2013年7月至2020年5月纳入中国80余家医院16种常见肿瘤并采用PG-SGA（patient-generated subjective global assessment，PG-SGA）量表对47488例肿瘤患者进行营养状况评估。其肿瘤营养不良发生率重度为26.1%（PG-SGA评分≥9分），中度32.1%（4-8分），轻度22.2%（2-3分），仅19.6%为营养良好（评分0-1分）。肿瘤患者类型不同PG-SGA评分不同，其中胰腺癌患者最高，乳腺癌患者最低。患者年龄不同PG-SGA评分差异显著，<45岁组较低，≥70岁组最高。患者的性别不同PG-SGA有差异，男性略高于女性。肿瘤分期不同PG-SGA评分差异显著，表现为TNM分期从Ⅰ期到Ⅳ期逐渐增高。患者接

受治疗不同 PG-SGA 评分不同，接受手术治疗的最高，尚未接受任何治疗最低。

INSCOC 项目组另一项运用营养风险筛查工具 NRS2002（nutritional risk screening 2002）评估了中国肿瘤住院患者的营养风险，发现 63.5% 的患者无营养不良风险（NRS2002 评分<3），但 36.5% 有营养不良风险（≥3）。肿瘤类型不同 NRS2002 评分不同，白血病最高，乳腺癌最低。其中 45~59 岁组的 NRS2002 评分最低，≥70 岁组最高；男性略高于女性。肿瘤分期不同 NRS2002 评分有差异，NRS2002 评分随 TNM 分期从 I 期到 IV 期逐渐增高。接受治疗不同 NRS2002 评分不同，其中接受手术治疗最高，接受手术+放疗/化疗最低。

中国 INSCOC 的一项研究使用 PG-SGA 对不同地区肿瘤患者进行营养评估，发现华北、东北、华东、华中、华南、西南和西北 7 个区域患者的 PG-SGA 评分差异显著。华中区域最低，华东区域最高。另一项研究使用 NRS2002 对肿瘤患者进行营养评估，结果显示不同居住地肿瘤患者的 NRS2002 评分有显著差异，农村的肿瘤患者营养不良风险最高。另一项在中国西部地区的横断面研究，466 名肿瘤患者采用 NRS2002 进行营养风险评估，发现25.8%患者存在营养风险，当以PG-SGA得分为4作为临界时，存在营养不良者达39.1%。

（2）所用营养风险和营养不良评估工具的不同，研究时间不同可能结果不同，特别是随着民众生活水平的提升及营养学研究的不断深化，不同年代的肿瘤患者营养不良发生率也有变化。

例如中国的一项多中心、横断面研究，对2010年1月至6月2248名住院患者，按BMI≤18.5kg/m²或白蛋白水平<35g/L定义为营养不良，其发生率仅为19.7%。另一项从2014年6月至9月在中国34家大型医院开展的一项前瞻性研究，2388名肿瘤患者按GLIM标准定义，营养不良者达38.9%。国内一项采用整群抽样的研究，对郑州某三甲医院从2016年11月至2017年12月收治的共计4304例肿瘤患者用NRS2002进行营养状况评估，发现营养风险率为39.3%，但应用GLIM诊断营养不良的发生率却为19.8%。肿瘤患者营养不良发生率报告在30%~80%之间，差异具体取决于定义标准和评估组。

来自中国INSCOC的一项研究将1192名65岁及以上肿瘤患者纳入主数据集，将在中山大学第一附院接受治疗的300名老年肿瘤患者作为验证数据集，对用

NRS2002 认为有营养不良风险的患者，再用 GLIM 标准评估，NRS2002 认为有营养不良风险的患者在主数据集和验证数据集分别为 64.8% 和 67.3%，而 GLIM 定义为营养不良者在主数据集和验证数据集中分别仅为 48.4% 和 46.0%。INSCOC 项目另一项研究使用控制营养状况（controlling nutritional status，CONUT）、预后营养指数（prognostic nutritional index，PNI）和营养风险指数（nutritional risk index，NRI）来评估已被 NRS2002 评估为营养不良的 1494 例老年肿瘤患者，若根据 CONUT、NRI 和 PNI，分别仅有 55.02%、58.70% 和 11.65% 的患者被诊断为营养不良。

（四）中国肿瘤营养治疗情况

与发达国家相比，国内肿瘤患者营养不良发生率处于高水平，而营养治疗率却较低。

Li 等进行了一项多中心横断面研究来调查中国肿瘤住院患者营养不良的发生率和营养支持状况。1138 名住院肿瘤患者入组，其中 41.3% 的患者诊断营养不良，仅 38.6% 的患者接受了营养治疗，其中 45.0% 的营养不良患者和 31.9% 的非营养不良患者接受了营养治疗。

Pan 等对 2248 名癌症患者进行了一项多中心、横断面研究，分别将19.7%和26.8%的患者在基线和重新评估时定义为营养不良。研究发现951例（42.3%）患者在住院期间接受了营养治疗，415例（20.7%）患者接受了全肠外营养治疗，150例（7.5%）患者接受了肠内营养治疗。

Zhu等对国内30家大医院进行前瞻性调查研究，该研究纳入2328例恶性肿瘤患者，住院期间接受营养支持者为40.8%（950/2328），其中肠外营养占21.1%（492/2328），肠内营养占5.9%（137/2328），肠外营养联合肠内营养者占16.7%（388/2328）。

以下是来自INSCOC项目的国内肿瘤患者营养治疗数据。Song等进行了一项观察性多中心研究，将47488例常见恶性肿瘤住院患者纳入分析。研究发现，68.78%的患者没有获得任何营养治疗，即使在重度营养不良组患者中，无营养治疗率仍高达55.03%。在获得营养治疗的患者中，接受肠外营养治疗的患者占14.64%，接受肠内营养治疗的患者占9.05%，接受肠内肠外联合营养治疗的患者仅占7.53%。

Guo等进行了一项多中心、横断面的观察性研究，共纳入2322例胃癌患者并评估其营养状况。根据PG-

SGA，19.6%的患者营养状况良好，不需要营养支持（0-3分），而超过三分之一（35.3%）的患者有轻度/中度营养不良（4-8分），并且需要进行营养干预，近半数患者（45.1%）处于严重营养不良状态（评分>9），急需营养支持。然而，在1867例（PG-SGA评分≥4）需要营养干预的患者中只有880例（37.9%）在调查前一周接受了营养治疗，1103/1867（59.1%）的患者需要营养干预但没有进行营养支持治疗，116名营养良好的患者（25.5%）接受了营养治疗。

Cao等招募1482名食管癌患者入组来评估其营养状况，PG-SGA（≥4）和NRS2002（≥3）诊断营养不良的发生率分别为76%和50%，其中67%的食管癌患者未接受任何营养干预，19%的患者接受了PN治疗，9%接受了EN治疗，5%同时接受了EN和PN治疗。此外，在PG-SGA评分≥4的患者中，未接受任何营养治疗的患者比例仍高达60%。

Zhang等对2612名患有恶病质的肿瘤患者进行研究，发现接受肠外营养治疗的患者有402例（15.4%），接受肠内营养治疗的患者有510例（19.5%）。

（五）营养治疗在肿瘤诊治中的重要性

营养治疗是指为患者提供适宜的营养素以满足机体营养需求，纠正营养不良状态。营养治疗途径可分为肠内营养和肠外营养。肠内营养是指具有胃肠道消化吸收功能的患者，因机体病理、生理改变或某些治疗的特殊要求，需要利用口服或管饲等方式给予要素膳制剂，经胃肠道消化吸收，提供能量和营养素，以满足机体代谢需要的营养支持疗法。肠外营养是指通过肠道外通路即静脉途径输注能量和各种营养素，以达到纠正或预防营养不良，维持营养平衡目的的营养补充方式。

肠内营养在促进肠道蠕动、维持肠道屏障功能、调节肠道微生态、改善重症患者机体营养状况及降低感染性并发症等方面有优势，是成年重症患者营养供给的首选方式。当胃肠道功能正常，若进行了营养干预，但口服营养仍然不足时，应首先考虑EN。肠内营养不充分或不可行和/或患者有无法控制的吸收不良，指南建议进行PN。PN是19世纪60年代后期开发的一种营养支持技术，可改善有喂养困难或胃肠道异常患者的营养状况。早期阶段，PN的普及常受气胸、代谢紊乱和导管相关感染等并发症的阻碍。术前PN期间可能发生液体潴留，并在术后产生不良后果，因此仅用于特定人群。随着导管技术和营养制剂的发展，PN变得越来越可用。在腹部大手术中，PN成为围术期常用的营养支持方法。当前肠外肠内营养正在家庭递送，并发展成家庭肠外肠内营养（home parenteral and enteral nutrition，HPEN）。

肿瘤患者已成为营养不良最高发的人群，多达10%~20%的癌症患者死于营养不良，而非肿瘤本身。根据整合医学的理念，由于肿瘤的复杂性，诊断和治疗需要不同学科医务工作者参与讨论和决策，只有多学科整合诊治（MDT to HIM）才能实现准确诊断及有效治疗。营养治疗作为MDT to HIM中重要部分，越发认识到其在肿瘤整合治疗的重要性。

1.营养治疗可改善患者预后

Amano等将晚期肿瘤患者入院后第一周的主要营养给药途径，分成肠内营养、肠外营养水化（parenteral nutrition and hydration，PNH）和对照组，三组的中位生存时间分别为43.0（95% CI 40-46）、33.0（95% CI 29-37）和15.0（95% CI 14-16）天，差异有统计学意义，且在Cox比例风险模型中观察到EN组和PNH组的死亡风险较对照组显著降低（HR 0.43 95% CI 0.37-0.49，$P<$ 0.001；HR 0.52 95% CI 0.44-0.62，$P<0.001$）。Lyu等将接受放化疗的222名食管癌随机分成肠内营养组和对照组，前者1年生存率（83.6%）高于后者（70.0%）（$P=0.025$），多因素Cox风险回归模型分析显示肠内营养对肿瘤大小≥5cm（HR 0.544 95% CI 0.381-0.933，$P=0.027$）或C级PG-SGA（HR 0.458 95% CI 0.236-0.889，$P=0.021$）的患者是保护因素。

2.营养治疗可提高生活质量

一项随机临床试验对严重营养不良的头颈癌患者进行术前肠内喂养与不行肠内喂养的对比，发现前者的生活质量有显著改善。Zeng等将60名食管癌患者在术后随机分配为家庭肠内营养组和标准治疗组，结果发现前者整体生活质量更高，且大部分功能指标更好。另一项随机对照试验也证实食管癌患者在接受Ivor Lewis微创食管切除术和术后连续3个月行家庭肠内营养可有效改善术前营养不良患者的生活质量。

3.营养治疗可提升治疗效果

对接受肝切除术的肝癌患者采用加速康复联合肠内营养治疗，治疗组肠鸣音恢复时间、首次肛门排气时间和首次排便时间均优于对照组。Lyu等研究显示肠内营养可显著降低血清白蛋白和血红蛋白水平的下降，显著降低3/4级白细胞减少和感染率，从而提高放化疗完成率。Cox等通过饮食建议、口服补充剂或肠内喂养/管放置对食管癌患者进行营养干预，发现在接受根治性放疗前纠正营养不良可改善治疗组的预后，如在疗程后期才行营养干预，则未见效益。

4.营养治疗可增加成本效益

Braga等对术前免疫营养治疗进行成本效益分析显示，在无并发症的常规组和术前免疫营养组之间的护理费用相似，但在有并发症的常规组总费用达535236欧元，显著高于术前免疫营养组（334148欧元）。由于术后并发症的费用在报销率中占很大一部分，因此认为术前免疫营养的效益可观。中国的一项随机对照试验也显示，补充家庭肠外营养对无法治愈的消化道肿瘤患者具有成本效益，补充家庭肠外营养组和非补充家庭肠外营养组之间的增量成本为2051.18美元，故建议在临床实践中多用补充家庭肠外营养。

5.营养治疗可减少住院时间

免疫营养是提供一种或多种营养素（例如维生素A、

D 或 E、omega-3 脂肪酸、精氨酸和谷氨酰胺），当以高于饮食中正常水平给予时，可调节、支持或增强机体免疫功能。Martin 等将 71 名接受不可逆电穿孔手术治疗的晚期胰腺癌患者随机分成术前接受或不接受免疫营养两组，结果发现接受免疫营养组术后并发症减少，住院时长缩短。Yan 等对中国 263 例妇科肿瘤进行临床特征比较发现，子宫内膜癌和卵巢癌患者通过全肠外营养治疗，提高了血清白蛋白水平，改善了营养状况病并使住院时长缩短。

6.营养治疗可减少不良事件

Wu 等发现接受 3 个月肠内营养的食管癌患者出现疲劳、恶心、呕吐、疼痛和食欲不振等相关症状要比未接受者少。Miyata 等随机为 91 名接受新辅助化疗的食管癌患者提供 EN 和 PN，结果显示接受 EN 支持者可减少化疗相关血液学不良事件，特别是白细胞减少和中性粒细胞减少。有学者发现肠内营养联合肠内免疫营养治疗，与单纯肠内营养相比，可有效减少恶性肿瘤根治性胃肠术后感染发生率和吻合口瘘发生率。

尽管营养治疗在肿瘤多模式整合诊治 MDT to HIM 中具有重要意义，但也可引起某些并发症，如感染、导管阻塞和血栓形成等，因此相关人员都必须充分了解营养疗法的利与弊，为患者提供有效且安全的治疗方式。

（六）恶性肿瘤营养不良的特征

无论恶性肿瘤或良性疾病，营养不良都是影响临床结局和医疗费用的独立危险因素。越来越多的研究发现，恶性肿瘤与良性疾病导致的营养不良有显著差别。

1.营养不良发生率更高

营养不良是恶性肿瘤最常见的并发症。中国抗癌协会肿瘤营养专业委员会发起的 INSCOC 研究，调查全国80家三甲医院共47488例住院肿瘤患者，发现营养不良发病率高达80.4%，其中轻、中、重度分别为22.2%、32.1%、26.1%。以胰腺癌、食管癌、胃癌及肺癌的发病率最高；临床科室中，又以肿瘤病房的发生率最高。

2.静息能量消耗升高

肿瘤患者的代谢异常，使机体耗损增加，可改变患者的膳食摄入和静息能量消耗（resting energy expenditure，REE），且互为因果。尽管不同肿瘤或同一肿瘤不同阶段的能量消耗不尽相同，但整体上恶性肿瘤的 REE 平均升高10%。Vazeille 等观察了390例肿瘤患者在抗瘤治疗前的 REE，发现49%REE 有升高，30% 正常，21%

有降低，但三类患者每天平均能量摄入却无显著差异。

3.持续的心身应激痛苦

恶性肿瘤诊断本身、伴随症状，抗病治疗及其不良反应对患者的生理和心理都是巨大创伤和应激，精神折磨或情感苦闷或称"痛苦"是肿瘤患者的第六生命体征。Zhu等以NRS2002、PG-SGA及心理痛苦温度计分别检测肿瘤患者的营养不良风险、营养不良及心理状况，发现肿瘤患者心理障碍的发生率为39.5%。营养诊断（NRS2002、PG-SGA）评分与心理障碍呈密切正相关，评分越高，心理问题越严重。营养不良患者心理问题显著高于无营养不良患者（46.7% vs. 34.9%，$P<0.001$）。

4.慢性低度不可逆炎症

肿瘤的本质是一种慢性、低度、持续、不可逆的炎症反应，炎症介质如IL-1、IL-6、TNFα、IFN-γ及自由基等发挥重要作用。全身炎症激起一系列大脑介导的反应，包括发热、食欲下降和味觉厌恶，三者均是导致营养不良的重要原因。

5.消耗性代谢紊乱或重编程

恶性肿瘤的物质代谢及其重编程与正常细胞显著不

同，最为特征的是Warburg效应或有氧糖酵解，导致乳酸大量产生，肿瘤组织与肝脏之间出现类似于肌肉与肝脏之间的乳酸和葡萄糖循环（cori循环），其在恶病质患者更加明显。瘤细胞不断释放乳酸入血，并在肝脏进行糖异生，产生大量葡萄糖，供瘤细胞摄取、利用。肿瘤糖酵解产生能量和肝糖异生消耗能量得不偿失，增加了葡萄糖和ATP的无效消耗，葡萄糖利用效率明显下降，致使肿瘤患者明显消瘦。

6.骨骼肌显著减少与恶病质

骨骼肌蛋白质转换的平衡取决于肌肉合成与分解的平衡。显著的蛋白质转换负平衡、肌肉减少、骨骼肌消耗是恶性肿瘤区别于良性疾病的一个重要特征，是肿瘤恶病质的主要表现。研究发现，瘤细胞摄取和分解谷氨酰胺的能力是其他氨基酸的10倍，谷氨酰胺是血液循环中最丰富的氨基酸，占所有循环氨基酸总量的60%~70%，循环谷氨酰胺绝大多数来源于骨骼肌分解。肿瘤对谷氨酰胺的大量需求导致骨骼肌及肺部肌肉消耗，这是肿瘤患者肌肉减少、咳痰能力减弱的重要原因。肌肉减少是恶性肿瘤患者体重下降的重要原因，其占体重下降的比例因肿瘤及其分期而异。

7.治疗难度加大，需整合治疗

肿瘤相关性营养不良是多种因素共同作用的结果，包括肿瘤对全身和局部的影响、宿主对肿瘤的反应以及抗瘤治疗的干扰，其中营养摄入减少、吸收障碍、代谢紊乱、REE增加是营养不良的主要原因。肿瘤患者的营养不良兼具饥饿及应激（损伤）双重特性，致炎细胞因子释放及分解代谢激素分泌是肿瘤营养不良突出的病理生理学特征，是一种以代谢适应不良为特征的异常代谢综合征。因此单纯的营养补充不能发挥有效作用，需要整合治疗即 MDT to HIM。包括：控制肿瘤、代谢调节、抑制炎症、氧化修饰及营养治疗5个对策。其中确切的控瘤治疗是前提，规范的营养治疗是根本，合理的代谢调节是核心，有效的炎症抑制是关键，适度的氧化修饰是基础。

## 三、推荐意见

（1）老年肿瘤营养不良发生率较高，是肿瘤营养不良的高危人群。

（2）所有年龄段肿瘤营养不良发生率男性均高于女性，临床治疗中应重点关注。

（3）上消化道肿瘤营养不良发生率较高，应定期进行风险筛查，及早发现营养状况波动。

（4）中晚期肿瘤及接受手术治疗者营养不良发生率较高，应重点关注。

（5）中国肿瘤营养不良发生率较高，但营养治疗率却较低，应加大加快营养治疗在中国肿瘤患者的普及率。

（6）营养治疗作为 MDT to HIM 中的重要部分，对预后有积极作用，应视其为肿瘤临床的一线治疗。

（7）肿瘤营养不良具有七大特征，包括发生率更高，静息能量消耗升高，持续的心身应激，慢性低度不可逆炎症，消耗性代谢紊乱，显著肌肉减少和治疗难度加大，需要整合治疗。

## 四、小结

肿瘤患者营养不良发生率高，在30%~80%之间，营养不良会致更高死亡率、生活质量下降、更严重的功能衰退，且患者的康复时间比营养良好者延长。营养治疗具有改善肿瘤患者预后，缩短住院时长和减少不良事件发生等积极作用。但国内外研究表明，只有30%~60%有营养不良风险的肿瘤患者实际得到了营养治疗，因此在临床诊疗中应全面提高对于肿瘤患者营养治疗重要性的认识。恶性肿瘤营养不良具有七大特征，肿瘤恶性程度越高，这些特征越明显。

第二章

# 营养诊断

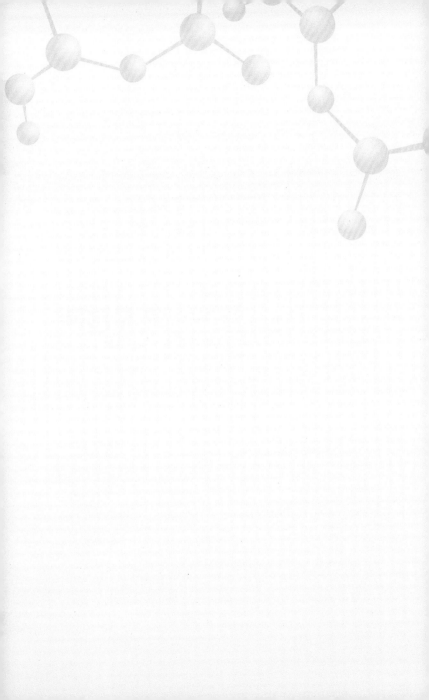

## 一、概述

营养不良是与人类历史本身一样悠久的疾病，但时至今日尚无通用定义、诊断方法与诊断标准，并且明显落后于其他疾病。营养不良定义经历了营养不足、营养不足+营养过剩、宏量营养素不足3个阶段。

2015年ESPEN提出营养紊乱（nutrition disorder）的概念，将其分为营养不良、微量营养素异常及营养过剩3类，实际上是把营养过剩和微量营养素异常从前期的营养不良定义中独立出来，从而将营养不良局限在能量及宏量营养素不足，即蛋白质-能量营养不良（protein energy malnutrition，PEM）。

营养不良诊断标准的不确定性源于营养不良定义的不确定性。营养不良的最新定义使营养不良的诊断变得清晰、简便。传统上营养不良的诊断为二级诊断，即营养筛查与营养评估。由于营养不良是一种全身性疾病，严重营养不良几乎影响所有器官和系统，甚至心理、精神及社会角色，故传统的二级诊断难以全面评估营养不良造成的严重后果，又因其部分后果如器官功能障碍、心理障碍、月经停止、不孕不育、体毛增多、神经/精神异常已超出了营养评估的定义与范畴，因而在营养评估后需要进一步的整合评价，即第三级诊断。与良性疾病营养不良相比，肿瘤营养不良具有显著的特征，如代谢水平升高、代谢紊乱、骨骼肌丢失、慢性炎症等，所以需三级诊断。

2015年中国抗癌协会肿瘤营养与支持治疗专业委员会提出营养不良的三级诊断后，得到了学界的热烈反应和高度认同，相关论文被广泛引用与讨论；ESPEN、ASPEN也分别提出了类似的诊断构思，在营养筛查、营养评估后加上了第三步"延伸评估（ESPEN）"或"诊断（ASPEN）"。

## 二、证据

### （一）一级诊断——营养筛查（nutritional screen - ing）

WHO将筛查定义为采用简便手段，在健康人群中发现有疾病而尚无症状的患者；ESPEN认为营养筛查是在全部患者中，快速识别需要营养支持者的过程。营养筛查是营养诊断的第一步和最基本的一步，所有入院患者都应接受营养筛查。我国很多医院已将营养筛查量表嵌入His系统。

1. 筛查内容

Kondrup J等认为营养风险（nutritional risk）是现存的或潜在的、与营养因素相关的、导致患者出现不利临床结局的风险，而非出现营养不良的风险；认为与营养不良风险（risk of malnutrition）是不同概念。但越来越多文献认为营养筛查就是营养不良（风险）筛查。美国营养和饮食学会（Academy of Nutrition and Dietetics，AND）及ASPEN认为营养风险筛查是识别与营养问题相关因素的过程，目的是发现个体是否存在营养不足或营养不足风险。

2. 筛查方法

营养筛查方法很多，常用量表法，酌情选用任何一种验证合格的工具即可。ESPEN及CSPEN推荐采用营养风险筛查2002（nutritional risk screening 2002，NRS 2002）适用于一般成年住院患者，但其漏诊率高达36%~38%。英国、美国较多推荐营养不良通用筛查工具（malnutriton universal screening tool，MUST）或营养不良筛查工具（malnutrition screening tool，MST）适用于一般患者。老年患者可首选简版微型营养评估（mini nutritional assessment-short form，MNA-SF）。

中国抗癌协会肿瘤营养专业委员会最近研制成功一种简易营养筛查工具：AIWW（age，intake，weight and walk），AIWW由4个问题组成（表2-1）。

表2-1 AIWW营养筛查问卷

| AIWW 营养筛查问卷 |
| --- |
| Q1：age(A)，年龄，现在是否超过65岁？ |
| Q2：intake(I)，摄食，过去一个月，食欲或摄量是否非主动减少？ |
| Q3：weight(W)，体重，过去一个月，体重是否非主动下降？ |
| Q4：walking(W)，步行，过去一个月，步速、步数或行走距离是否非主动减少？ |

注："是"得1分，"否"得0分，≥1分提示或者存在营养不良风险

研究发现，AIWW显著优于NRS 2002及MST（图2-1），且问卷简单，无需专业培训，故推荐用于我国肿瘤患者营养筛查。

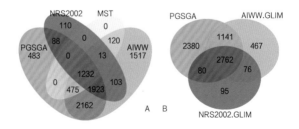

图2-1 AIWW的敏感性和特异性分析

（A与NRS 2002、MST的比较，B与GLIM的组合比较）

3.筛查流程

营养状况是患者的基本生命体征，所有患者都应常规接受营养筛查。住院患者在入院后24小时内由办理入院手续的护士实施，门诊患者则由接诊医务人员如医师、营养师、护士等实施。

4.后续处理

对筛查阴性的患者，在一个疗程结束后，再次筛查；对筛查阳性的患者，应行营养评估，同时制订营养治疗计划或进行营养教育。一般认为，营养风险的存在提示需要制订营养治疗计划，但并非立即实施营养治疗的适应证，是否需要以及如何实施营养治疗应行进一步营养评估。我国已将营养筛查阳性列为肠外肠内营养制剂使用和医疗保险支付的前提条件。

（二）二级诊断——营养评估（nutritional assess-ment）

根据ESPEN的营养评估定义，本指南对传统营养评估的边界进行了重新划定，将二级诊断——营养评估锚定在直接得出"营养不良"诊断的条目上，使营养评估回归营养评估本身，将营养评估的目标锁定于发现有否营养不良并判断营养不良的严重程度，而将与营养直接或间接相关的机体状况评估如炎症负荷、代谢紊乱、器官功能障碍、心理、精神、生活质量等超出营养评估定义的内容纳入三级诊断——整合评价。

1.评估方法

2015年版三级诊断把营养评估方法局限在营养评估量表，当时考虑是把可直接得出营养不良诊断的方法作为营养评估，其他不能直接得出营养不良诊断的传统营养评估方法归到三级诊断——整合评价。论文发表后，学界褒贬不一。赞成者认为更加清晰，实操性强；批评者认为有失偏颇，与传统相左。实际上，营养评估量表本身包括了营养相关病史调查和体格检查。

营养评估量表很多，临床上以主观整体评估（subjective global assessment，SGA）、患者主观整体评估（patient generated subjective global assessment，PG-SGA）、微型营养评估（mini nutritional assessment，MNA）最为常用。最近国际上又推出了一种新的营养评估方法——国际学界领导营养不良倡议标准（global leadership initiative on malnutrition criteria，GLIM）。对不同人群实施营养评估时应选择合适的量表。

SGA是一种通用营养评估工具，广泛适用于门诊及住院、不同疾病及不同年龄患者，其信度和效度已得到大量检验，是营养评估的金标准。

PG-SGA是专门为肿瘤患者设计的营养评估首选方法，得到美国营养师协会等学会的大力推荐，目前已成为我国卫生行业标准。定量评估是其最大亮点。中国抗癌协会肿瘤营养专业委员会基于国际上目前最大的肿瘤患者营养状况数据库——常见恶性肿瘤营养状况与临床结局相关性研究（investigation on nutrition status and its clinical outcome of common cancers，INSCOC，注册号ChiCTR1800020329），改良了传统的PG-SGA，制成了改良的患者主观整体评估量表（modified patient-generated subjective global assessment，mPG-SGA）即mPG-SGA。改良版问卷（表2-2）与传统版问卷相比敏感度（0.924、0.918和0.945）更佳、特异度（1.000、1.000和0.938）更高。mPG-SGA将患者的营养状况分为4种：营养良好（0分）、轻度营养不良（1-2分）、中度营养不良（3-6分）和重度营养不良（≥7分），对应中位总生存期分别为24个月、18个月、14个月和10个月，差异均有统计学意义（$P<0.001$）。mPG-SGA问卷条目大幅度减少、取消了体格检查、降低了调查难度，比PG-

SGA能更好地预测患者生存，尤其是能区分营养良好和轻度营养不良患者的生存。因此，中国版mPG-SGA是评估肿瘤患者营养状况的有效工具，对改善我国乃至国际肿瘤患者营养状况，提高肿瘤患者生存将会产生深远影响。

表2-2　mPG-SGA量表

| 模块1.体重 | | | 模块1.得分 |
|---|---|---|---|
| 1.1 请填写以下问题 | | | 评分使用1个月体重数据，若无此数据则使用6个月体重数据,使用左表分数计分,若过去2周内有体重丢失则额外增加1分<br><br>注:体重尽量准确 |
| 1个月内体重丢失 | 得分 | 6个月内体重丢失 | |
| 10%或更高 | 4 | 20%或更高 | |
| 5%~9.9% | 3 | 10%~19.9% | |
| 3%~4.9% | 2 | 6%~9.9% | |
| 2%~2.9% | 1 | 2%~5.9% | |
| 0~1.9% | 0 | 0~1.9% | |
| 我的身高是：_____厘米<br>我现在的体重是：_____公斤(千克)<br>1个月前我的体重是：_____公斤<br>6个月前我的体重是：_____公斤<br>1.2 最近2周内我的体重：<br>□ 下降(1) □ 无改变(0) □ 增加(0) | | | |

| 模块2. 膳食 | 模块2. 得分 |
|---|---|
| 2.1 与我的平常饮食相比,这个月整体的摄入量:<br>□ 无改变(0) □ 大于平常(0) □ 小于平常(1)<br>2.2 我现在进食:(如果上题选择摄入量小于平常,则回答该题,反之跳过)<br>　□ 普通饮食,只是摄入量下降(1)<br>　□ 可进食少量固体食物(2)<br>　□ 只能进食流食或营养液(3)<br>　□ 每日总体进食量非常少(4)<br>　□ 仅依赖管饲或静脉营养(0) | 无论选择了多少项,取得分最高的一项作为该项目的得分 |

| 模块3. 症状:最近2周存在以下问题影响我的摄入量: | 模块3. 得分 |
|---|---|
| □ 没有饮食问题(0)<br>□ 没有胃口,就是不想吃(3)<br>□ 恶心、反胃(1)　　□ 呕吐(3)<br>□ 便秘(1)　　□ 腹泻(3)<br>□ 口干(1)　　□ 吞咽困难(2)<br>□ 食物吃起来味道不好、味觉异常(1)<br>□ 食物气味不好(1)<br>□ 吃一点就觉得饱了(1)<br>□ 疼痛? 部位:(3)＿＿＿＿＿ | 计算总分<br><br>注:只选择影响饮食的症状 |

| 模块4. 活动和功能:上个月我的总体活动情况是 | 模块4. 得分 |
|---|---|
| □ 正常无限制(0) | 取最高分 |
| □ 与平常相比稍差,但尚能正常活动(1) | |
| □ 多数事情不能胜任,但是白天卧床或坐着休息的时间不超过半天(2) | |
| □ 活动很少,一天多数时间卧床或坐着(3) | |

营养疗法

第二章 营养诊断

| □ 卧床不起,很少下床(3) | |
|---|---|
| 模块5. 年龄 | 模块5. 得分 |
| □ 年龄≥65岁(1) | |
| 0 =营养良好;1-2 =轻度营养不良;3-6 =中度营养不良;≥7 =重度营养不良 | 模块1-5总体得分/分级 | / |

MNA是专门为老年人开发的营养筛查与评估工具,第一步为营养筛查,第二步为营养评估。MNA比SGA更适于65岁以上老人,主要用于社区居民,也适于住院患者及家庭照护患者。

GLIM是欧洲、美国、亚洲及拉丁美洲肠外肠内营养学会牵头联合制订的一种通用型营养评估工具,评估内容(条目)较少,因而更加简便,但其信度和效度正在接受多方面验证。我国学者对GLIM量表不同条目在肿瘤患者生存时间预测的权重进行了量化,制成量化版的GLIM,与GLIM相比,生成预测价值更高。

2.评估流程

对营养筛查阳性的患者,应行二级诊断,即营养评估;对特殊患者如全部肿瘤患者、全部危重症患者及全部老年患者(≥65岁),无论一级诊断(营养筛查)结果如何，即使为阴性，均应常规进行营养评估。因为营养筛查对这些人群有较高假阴性。营养评估应在患者入院后48小时内、由营养专业人员（营养护士、营养师或医师）完成。

3.后续处理

通过营养评估可将患者分为无营养不良和营养不良两类。无营养不良者无需营养干预。对营养不良者，应行严重程度分级，实施进一步的整合评价，或同时实施营养治疗。营养治疗应遵循五阶梯治疗模式。无论有无营养不良，在原发病一个疗程结束后，均再行营养评估。

（三）三级诊断——整合评价

传统的营养评估含有大量不属于营养评估范畴的内容，如心理、生活质量、月经等，不利于确立营养不良的诊断。三级诊断是学界不满足于营养不良的诊断结论，是为进一步了解营养不良的原因、类型与后果，是在二级诊断——营养评估发现患者营养不良及其严重程度基础上，通过病史、查体、实验室及器械检查对导致营养不良的原因（原发病）进行分析，即从能耗水平、应激程度、炎症反应、代谢状况四个维度对营养不良的类型进行分析，再从人体组成、体能、器官功能、心理状况、生活质量五个层次对营养不良的后果进行分析，这些措施统称为整合评价（holistic integrative assessment，HIA）。

整合评价与营养评估的重要区别是：①营养评估仅限于调查营养状况本身；而整合评价内容更广，要调查应激程度、炎症反应、代谢水平、器官功能、人体组成、心理状况等营养相关情况；②营养评估要明确有无营养不良及其严重程度，以确立营养不良的诊断，确定是否有营养治疗适应证及营养治疗的方法；整合评价重在了解营养不良对机体的影响，以确定是否需要整合治疗及其方案。

1.评价内容

包括能耗水平、应激程度、炎症水平、代谢改变、免疫功能、器官功能、人体组成、精神/心理状况等多维度分析，将营养不良原因分为摄入减少、吸收障碍、需求增加、消耗升高4类。将营养不良类型分为单纯型和复杂型两种，复杂型营养不良为伴随炎症负荷升高和/或代谢紊乱的营养不良；将营养不良从人体组成、身体活动能力、器官功能、心理状况、生活质量对营养不良的后果进行5层次分析（图2-2），从而从整合医学角度即MDT to HIM指导临床治疗。

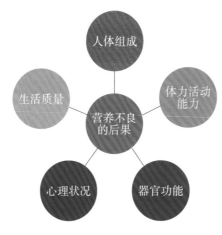

图2-2 营养不良后果的五层次分析

2.评价方法

常用手段仍为病史询问、体格检查、实验室检查、器械检查，重点关注营养相关问题，增加体能与代谢评价。整合评价应充分考虑病情特点、医院条件及患者经济能力，因地制宜、因人制宜、因病制宜、因时制宜，选择合适的个体化整合评价方法。

（1）病史询问

现病史及既往史采集与其他疾病诊断一样，但重点关注营养相关病史，如摄食量变化，消化道症状及体重变化等。膳食调查方法很多，以膳食调查软件及24小时回顾法较常用，通过膳食调查计算患者每天的能量和各营养素摄入，可以帮助了解患者营养不良的类型（如能量缺乏型、蛋白质缺乏型及混合型）。膳食调查软件的开发使膳食调查变得更加容易、更加准确。

健康状况与营养状况密切相关，要了解健康状况，常用卡氏体力状况（karnofsky performance status，KPS）评分，重点询问能否正常活动、身体有无不适、生活能否自理。营养不良严重降低健康相关生活质量（health-related quality of life，HRQoL），HRQoL调查常用EQ-5D，肿瘤患者常用QLQ-C30。同时计算出质量调整生命年或残疾调整生命年。严重营养不良多有精神和心理影响，常常合并心理障碍，以抑郁多见，老年人可能表现为认知障碍。因此，对严重营养不良患者要常规评估心理状况，工具常用医院焦虑抑郁量表、患者健康问卷等。

（2）体格检查和体能测定

营养状况不仅影响身体组成与体型，还影响生理结构与功能，营养不良三级诊断不仅要进行人体学测量、体格检查，还要进行体能测定。人体学测量包括身高、体重、BMI、非利手上臂中点周径、上臂肌肉周径、三头肌皮褶厚度，双小腿最大周径等。体格检查要特别注意肌肉、脂肪及水肿，用SGA或PG-SGA进行营养评估可获得上述信息。体能测定常用平衡试验、4米定时行走试验、计时起坐试验、6分钟步行试验及爬楼试验等，实际工作中选择任何一种方法即可。

（3）实验室检查

包括血常规、基础生物化学、重要器官功能、血浆蛋白质谱、炎症负荷、应激状态、代谢状况等，尤其要重视后四方面的检查。

血常规、基础生物化学、心肝肺肾功能检查与其他疾病相同，是临床常规检查项目。

血浆蛋白质谱包括总蛋白、白蛋白、球蛋白、前白蛋白、转铁蛋白、视黄醇结合蛋白、C反应蛋白（C-reactive protein，CRP）及血红蛋白等。比较研究发现，CRP升高比白蛋白降低对肿瘤患者预后的预测作用更大。根据CRP及白蛋白结果，可获格拉斯哥预后评分（glasgow prognostic score，GPS）和改良格拉斯哥预后评分（modified glasgow prognostic score，mGPS）（表2-3，表2-4），2分提示预后不良，需要代谢调节和整合治疗。

表2-3　格拉斯哥预后评分

| 内容 | 分值 |
|---|---|
| CRP≤10mg/L | 0 |
| CRP>10mg/L | 1 |
| 白蛋白≥35g/L | 0 |
| 白蛋白<35g/L | 1 |
| 4项累积记分 | X |

表2-4　改良格拉斯哥预后评分

| 内容 | 分值 |
|---|---|
| CRP≤10mg/L | 0 |
| CRP>10mg/L+白蛋白≥35g/L | 1 |
| CRP>10mg/L+白蛋白<35g/L | 2 |

炎症负荷和炎性因子分别是肿瘤的重要特征和生物标志物。机体炎症水平可通过细胞因子如TNFα、IL-1、IL-6等判断，也可用中性粒细胞/淋巴细胞比值（neutrophil / lymphocyte ratio，NLR）、系统性免疫炎症指数（systemic immune-inflammation index，SII）、CRP与白蛋白比值（C-reactive protein / albumin ratio，CAR）等测定。比较研究分析，中国抗癌协会肿瘤营养专业委员会INSCOC项目组发明的炎症负荷指数（inflammatory burden index，IBI，IBI=CRP×中性粒细胞/淋巴细胞）优于

目前文献报告的全部炎症指数。炎症负荷水平升高是肿瘤营养不良区别于良性疾病营养不良的重要特征。

应激状况除检测激素水平如皮质醇（糖皮质激素）、胰岛素、胰高血糖素、儿茶酚胺等，还可用血糖、胰岛素抵抗表示。这些参数升高提示应激反应，血糖升高排除糖尿病后常提示应激反应。临床检查胰岛素抵抗比较复杂，学界已开发出多种反映胰岛素抵抗的计算公式，其中以中国抗癌协会肿瘤营养专业委员会 INSCOC 项目组发明的 CRP、甘油三酯、葡萄糖指数（C-reactive protein，triglyceride，glucose index，CTI）的预后预测价值最高。

$$CTI = 0.412 \times Ln\ (CRP\ mg/L) + Ln\ (TC\ mg/dl \times FBG\ mg/dl)\ /2$$

注：CTI，C-reactive protein，triglyceride，glucose index，C 反应蛋白、甘油三酯、葡萄糖指数；CRP，C-reactive protein，C 反应蛋白；TC，triglyceride，甘油三酯；FBG，fasting blood glucose，空腹血糖。

代谢状况的判断可了解营养不良的后果，严重营养不良常致严重的代谢紊乱。除常规血生化、肝肾功能可反映代谢状况外，检测代谢因子及产物如蛋白水解诱导因子、脂肪动员因子、游离脂肪酸、葡萄糖及乳酸，也可以了解代谢状况。

（4）器械检查

重点关注营养不良导致的人体成分及代谢功能改变。人体成分分析常用方法有生物电阻抗分析（bioelectrical impedance analysis，BIA）、双能X线、MRI、CT、B超。BIA操作简便，可了解脂肪量、体脂百分比、非脂肪量、骨骼肌量、推定骨量、蛋白质量、水分量、水分率、细胞外液量、细胞内液量、基础代谢率、相位角、内脏脂肪等级、体型等。CT第三腰椎肌肉面积测量是诊断肌肉减少症的金标准。实际工作中可根据临床需要选择不同方法。代谢水平测定具体方法有量热计直接测量法、代谢车间接测热法，将REE/BEE比值<90%、90%~110%、>110%分别定义为低能量消耗（低代谢）、正常能量消耗（正常代谢）及高能量消耗（高代谢）。PET-CT根据葡萄糖标准摄取值（standard uptake value，SUV）可用以了解机体器官、组织及病灶的代谢水平，但因价格昂贵，应用受到限制。部分分化良好的恶性肿瘤如甲状腺乳头状癌SUV或不升高。治疗后的SUV升高或下降提示细胞代谢活性增强或抑制。

3.评价流程

原则上，所有营养不良患者都应进行整合评价。但出于卫生经济学和成本-效益因素考虑，轻、中度营养不良可不常规进行，重度营养不良应常规实施整合评价。一般在入院后72小时内由不同学科人员实施。

4.后续处理

整合评价异常，即有代谢紊乱、炎症负荷水平升高者，要实施整合治疗，包括营养教育、人工营养、炎症抑制、代谢调节、体力活动、心理疏导甚至药物治疗等。如常规营养补充力不从心，应行免疫营养、代谢调节治疗及精准或靶向营养治疗。无论整合评价正常与否，在治疗原发病一个疗程结束后，均应再行整合评价。

三、推荐意见

（1）肿瘤患者的营养诊断包括一级诊断-营养筛查，二级诊断-营养评估和三级诊断-整合评价。

（2）所有患者一经明确肿瘤诊断均应进行营养筛查和营养评估，重度营养不良者应接受整合评价。

（3）NRS 2002是多个学会推荐的营养筛查工具，但对肿瘤患者有较高漏诊率；AIWW更加简便、敏感性更高，但需更多验证。

（4）PG-SGA是广泛推荐适合肿瘤患者首选的营养评估量表，mPG-SGA更为简洁，预后预测价值更高，但需进一步验证。

（5）高度重视普适性、低维度数据在营养状况诊断中的作用，如人体学测量数据、血常规。

（6）有条件的医疗机构进行基于BIA技术的人体成分分析，可获肿瘤患者的肌肉量、脂肪量及其分布的数据。

（7）将炎症负荷纳入肿瘤患者的常规检测。

（8）对肿瘤患者常规进行肌力、体力和体能测定。

（9）营养诊断是营养治疗的前提。

## 四、小结

营养诊断是营养治疗的前提。肿瘤患者的营养诊断是一个由浅入深、由轻到重、由简单到复杂的连续过程，是一个集成创新的诊断方法。营养筛查、营养评估与整合评价既相互区别又密切联系，三者构成一个营养不良临床诊断的有机系统。

营养不良的三级诊断与营养不良的治疗密切相关。一级诊断在于发现营养风险，是早期诊断，患者此时可能只需营养教育，不需人工营养；二级诊断在于发现营养不良，是中期诊断，患者此时可能只需人工营养；三级诊断在于发现营养不良严重阶段，已经影响器官功能，此时常需整合治疗，而不仅是营养补充。

中国抗癌协会肿瘤营养专业委员会提出的营养不良三级诊断为营养筛查—营养评估—整合评价，ASPEN 的三级营养诊断为营养筛查—营养评估—诊断，ESPEN 的三级诊断为营养筛查—营养评估—延续评估，通过比较不难发现，我国的营养不良三级诊断更加合理、更加明确。

第三章

# 肿瘤营养治疗通则

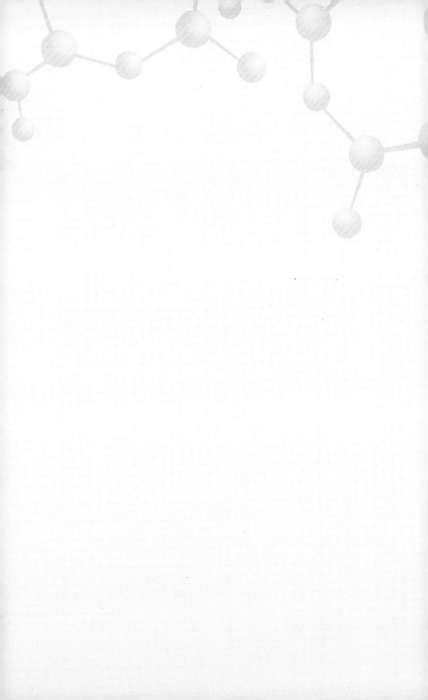

## 一、背景

肿瘤相关性营养不良（cancer-related malnutrition）简称肿瘤营养不良，特指肿瘤本身或肿瘤各相关原因如控瘤治疗、肿瘤心理应激导致的营养不足（undernutrition），是一种伴有炎症的营养不良，属于慢性疾病相关性营养不良（chronic disease-related malnutrition，cDRM）。我国三甲医院住院肿瘤患者轻、中、重度营养不良总发生率达80.4%，其中，患者中、重度达58.2%。营养不良使临床结局恶化、生存时间缩短、生活质量降低，营养治疗可显著改善临床结局、延长生存时间、提高生活质量，还节约医疗费用。由于营养不良在肿瘤患者中发病的普遍性、后果的严重性，以及营养治疗作用的多维性，营养疗法应作为肿瘤患者的一线治疗和基础治疗，应成为与手术、放疗和化疗等肿瘤基本疗法并重的另外一种常规疗法，应贯穿于肿瘤治疗的全过程，可单独应用或整合于其他治疗方法之中。

肿瘤营养疗法（cancer nutrition therapy，CNT）包括营养干预的计划、实施和疗效评价，以治疗肿瘤及其并发症或身体状况，从而改善肿瘤患者预后的过程，包括营养诊断（营养筛查、营养评估和整合评价三级诊断）、营养治疗和疗效评价（包括随访）三个阶段。肿瘤营养疗法是在营养支持（nutrition support）的基础上发展起来的，当营养支持不仅提供能量和营养素，而且担负治疗营养不良、调节代谢和调理免疫等使命时，营养支持则升华为营养治疗（nutrition therapy）。

## 二、证据

### （一）治疗目的与对策

肿瘤的本质是一种慢性、低度、持续且不可逆的炎症反应，炎症负荷是肿瘤患者的重要预后预测生物标志物，炎症负荷指数（inflammatory burden index，IBI，IBI=CRP×中性粒细胞/淋巴细胞）越高，患者生存时间越短。一方面，IBI随肿瘤病情进展而逐渐升高；另一方面，不同肿瘤IBI不同，根据IBI可以将肿瘤分为高、中、低IBI肿瘤，胰腺癌、肺癌和胆道肿瘤是高IBI肿瘤，乳腺癌和甲状腺癌是低IBI肿瘤，其他为中IBI肿瘤。肿瘤患者的营养不良是一种伴随慢性炎症的营养不良，是恶病质。高炎症负荷既是肿瘤营养不良的发病原因，也是肿瘤营养不良与良性疾病营养不良的特征性区别，还是影响营养治疗效果的重要负性因素。肿瘤本身是炎症负荷的主要来源，也是肿瘤患者发生营养不良的罪魁祸首，所以治疗肿瘤患者的营养不良应多管齐下，包括控肿瘤、调代谢、抑炎症、抗氧化及供营养五个方面，确切的控肿瘤治疗是前提，规范的营养治疗是根本，合理的代谢调节是核心，有效的炎症抑制是关键，适度的氧化修饰是基础。

肿瘤营养疗法的基本要求是满足肿瘤患者目标能量及营养素需求，最高目标是调节代谢、控制肿瘤、维护机体功能、提高生活质量以及延长生存时间。良好的营养方案，合理的临床应用，正确的制剂选择，可以改善慢性消耗导致的营养不良，抑制炎症介质的产生及其作用，增强机体自身免疫功能，直接或间接抑制肿瘤细胞生长繁殖，从而达到提高生活质量、延长生存时间的目标。

肿瘤营养疗法既要保证肿瘤患者营养需求、维护正常生理功能，又要选择性饥饿肿瘤细胞、抑制或减缓肿瘤进程。肿瘤营养治疗必须个体化综合考虑患者营养状况、炎症负荷水平、肿瘤类型、肿瘤位置及药物治疗方案。非荷瘤生存者的营养治疗与良性疾病没有差异，荷瘤状态下的营养治疗具有特殊性，强调发挥代谢调节作用。

（二）治疗方法与原则

1.治疗方法

营养疗法包括营养教育和医疗营养，后者分为肠内营养（EN）和肠外营养（PN）（图3-1）。最常用的方式是口服营养补充（oral nutritional supplements，ONS），最现实的方式是部分肠内营养（partial enteral nutrition，PEN）加部分肠外营养（partial parenteral nutrition，PPN）。营养疗法选择时要遵循膳食优先、口服优先、营养教育优先和肠内营养优先的四优先原则。

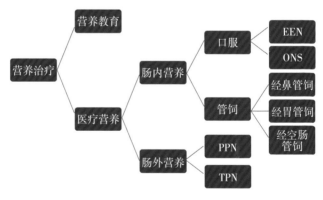

图3-1　营养疗法

注：EEN，exclusive enteral nutrition，完全肠内营养；ONS，oral nutritional supplements，口服营养补充；PPN，partial parenteral nutrition，部分肠外营养；TPN，total parenteral nutrition，全肠外营养。

2.治疗分类

中国抗癌协会肿瘤营养专业委员会制订了根据营养诊断结果的分类营养治疗临床路径，具体如下：无营养不良者，无需营养干预，直接控瘤治疗；可疑或轻度营养不良者，在营养教育的同时，实施控瘤治疗；中度营养不良者，在医疗营养（EN、PN）的同时，实施控瘤治疗；重度营养不良者，先进行医疗营养（EN、PN）1~2周，然后在继续医疗营养的同时，进行控瘤治疗。见图3-2。

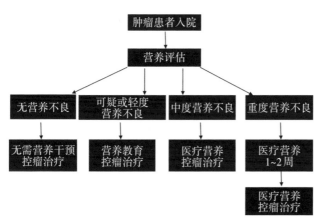

图3-2　分类营养治疗路径

注：营养教育包括饮食指导、饮食调整与饮食咨询，医疗营养指EN（含ONS及管饲）及PN，抗肿瘤治疗泛指手术、化疗、放疗、免疫治疗等。

3.五阶梯营养治疗

中国抗癌协会肿瘤营养专业委员会制订了五阶梯营养治疗原则（图3-3）：首先选择营养教育，然后依次向上晋级选择口服营养补充、全肠内营养、部分肠外营养+部分肠外营养、全肠外营养。

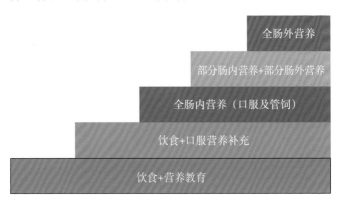

全肠外营养

部分肠内营养+部分肠外营养

全肠内营养（口服及管饲）

饮食+口服营养补充

饮食+营养教育

图3-3　五阶梯营养治疗模式

根据患者的具体情况，特别是胃肠道功能，选择合适的营养治疗途径。完全口服、肠内营养是理想的营养治疗方式，ONS是最简便、最常用的方式，全肠外营养是权宜选择，部分肠内营养加部分肠外营养是住院期间最现实的营养治疗方式。

4.营养治疗的过渡

五阶梯营养治疗模式中，从下往上和从上向下的切换称为营养过渡。

从下往上，遵循60%原则。当目前阶梯不能满足人体60%需求时，应选择上一阶梯，如：营养教育不能满足60%需求时，应选择ONS；ONS不能满足60%需求时，应选择全肠内营养；当全肠内营养不能满足60%需求时，应选择EN+补充性肠外营养（supplemental parenteral nutrition，SPN）；当SPN不能满足60%需求时，应选择TPN。

从上向下，遵循50%原则。当下一阶梯能够满足人体50%需求时，可逐渐减少目前阶梯，同时逐渐增加下一阶梯，如：EN可满足人体50%需求时，可逐渐减少PN，同时逐渐增加EN；口服营养可满足50%需求时，可逐渐减少管饲，同时逐渐增加口服营养；日常饮食可满足需求50%需求时，可逐渐减少医疗营养，同时逐渐增加日常饮食。

营养过渡观察时间：普通患者3~5天，危重患者2~3天。

### (三) 能量与营养素需求

肿瘤营养治疗的最低要求是实现两个达标：能量达标和蛋白质达标。研究发现：单纯能量达标而蛋白质未达标，不能降低病死率，能量和蛋白质均达标，可以显著减少死亡率。低氮、低能量营养带来的能量赤字和负氮平衡，高能量营养带来的高代谢负担均不利于肿瘤患者。

1.能量

有效的营养治疗依赖于准确估计患者总能量消耗（total energy expenditure，TEE），TEE是静息能量消耗（resting energy expenditure，REE）、体力活动相关能量消耗及食物热效应三者之和，但食物热效应占比很小。肿瘤患者一方面由于炎症反应、人体成分变化、棕色脂肪激活及体重下降等，使REE升高；另一方面由于乏力等原因，体力活动减少，活动相关能量消耗下降，两者作用的结果是TEE可能不高，甚至降低。有研究发现，校正体力活动、年龄、人体成分及体重丢失后，仍有约50%体重下降的肿瘤患者代谢是升高的，还有人发现47%的新确诊肿瘤患者代谢升高。与此同时，肿瘤患者每天的走路步数减少45%、坐卧时间增加2.5小时。由于不同类型肿瘤的代谢差异和肿瘤患者的代谢改变，常用的能量计算公式可能难以准确估计肿瘤患者的能量需求。公式计算与实际测得的REE值误差高达-40%~

+30%，而间接测热仪是测量肿瘤患者REE的最准确方法，推荐用于所有存在营养风险的肿瘤患者。如果REE或TEE无法直接测得，推荐采用拇指法则[25~30kcal/（kg·d）]计算能量需求。

肿瘤患者在启动营养治疗时，可假定其能量需求与普通健康人无异、TEE与健康成年人相同，采用标准REE计算公式如The Mifflin-St Jeor公式计算患者的能量需求。本指南及ESPEN最新指南建议：卧床患者的REE为20~25kcal/（kg·d），活动患者为25~30kcal/（kg·d）。同时应区分PN与EN，建议采用20~25kcal/（kg·d）计算非蛋白质能量（PN），25~30kcal/（kg·d）计算总能量（EN）。营养治疗的能量最低应满足患者需要量的70%以上。

2.葡萄糖/脂肪供能比

研究发现，胰岛素抵抗的患者其肌肉细胞摄取和氧化葡萄糖的能力下降，肿瘤患者对不同脂肪乳剂的代谢廓清能力高于健康受试者，其对脂肪的利用能力正常甚至升高。此外，非肿瘤背景下高血糖与高感染风险的相关关系可能同样存在于肿瘤患者。因此，为肿瘤患者计算葡萄糖/脂肪供能比时，首先应该了解患者存否胰岛素抵抗。由于临床检查胰岛素抵抗很复杂，所以，学界已开发出多种反映胰岛素抵抗的计算公式，目前文献报告的计算公式中，以C反应蛋白、甘油三酯和葡萄糖指数（CTI）的预后预测价值最高。

CTI>4.78说明存在胰岛素抵抗，提示要降低葡萄糖的供能比例、提高脂肪酸的供能比例。不能获得CTI者，可以经验性假定所有荷瘤患者存在胰岛素抵抗。荷瘤患者应该减少碳水化合物在总能量中的供能比例，提高蛋白质、脂肪的供能比例。非荷瘤状态下三大营养素的供能比例与健康人相同。生理条件下，非蛋白质能量的分配一般为葡萄糖/脂肪=60%~70%/40%~30%；荷瘤患者尤其是进展期肿瘤患者，建议提高脂肪、降低碳水化合物供能比例，二者供能比例可以达到1:1，甚至脂肪供能更多（表3-1）。

表3-1　三大营养素供能比例

|  | 非荷瘤患者 | 荷瘤患者 |
|---|---|---|
| 肠内营养 | C:F:P=(50~55):(30~25):15 | C:F:P=(30~50):(40~25):(15~30) |
| 肠外营养 | C:F=70:30 | C:F=(40~60):(60~40) |

注：C，carbohydrate，碳水化合物；F，fat，脂肪；P，protein，蛋白质

### 3.蛋白质

研究发现，与健康青年人相比，肿瘤患者的肌肉蛋白质合成及其对食物蛋白质的刺激反应无下降。同时，由于消耗性分解代谢升高，使肿瘤患者对蛋白质需求升高。蛋白质摄入量应满足机体100%的需求，推荐为1.2~1.5g/（kg·d），接受外科大手术、高剂量放化疗、骨髓移植、炎症负荷水平高及持续发热等消耗严重的患者需要更多蛋白质。肿瘤恶病质患者蛋白质总摄入量（静脉＋口服）应达1.8~2g/（kg·d），支链氨基酸（branched chain amino acid，BCAA）应达≥0.6g/（kg·d），必需氨基酸（essential amino acids，EAA）应增至≥1.2g/（kg·d）。严重营养不良肿瘤患者的短期冲击营养治疗，蛋白质应达到2g/（kg·d）；轻、中度营养不良肿瘤患者的长期营养治疗，蛋白质应达到1.5g/（kg·d）[1.25~1.7g/（kg·d）]。高蛋白质饮食对肿瘤患者、老年患者均有益，建议一日三餐均衡摄入。

### 4.微量营养素

按照需要量100%补充矿物质及维生素，根据实际情况可调整其中部分微量营养素的用量。作为营养补充，不主张大剂量使用维生素及矿物质。作为代谢调节治疗时，使用大剂量维生素C有较多病例报告，其安全性已经得到充分证实，还可以改善进展期患者的生活质量及症状，提高化疗效果，降低化疗毒性反应。维生素C>10g/d即属于大剂量，文献报告剂量为1~4g/kg，静脉或者腹腔注射，每周1~7次，连续8~12周。建议使用量一般为0.5~1.0g/kg，1次/日；或1~2g/kg，隔1~2日1次；每周1次使用时，剂量可以酌情加大；连续8~12周，静脉或者腹腔注射。

（四）制剂选择

1.配方选择

非荷瘤生存者的营养治疗配方与良性疾病患者无明显差异，可首选标准配方特医食品或肠内营养剂；荷瘤状态下，配方区别于良性疾病，推荐选择肿瘤特异性营养治疗配方。

2.脂肪制剂

肿瘤患者，尤其是肝功能障碍者，中/长链脂肪乳剂可能更加适合。海洋来源的ω-3多不饱和脂肪酸（marine omega-3 polyunsaturated fatty acids，MO3PUFAs）得到越来越多的证据支持，可以抑制炎症反应、减轻化疗不良反应、增强化疗效果、改善认知功能，甚至降低部分肿瘤的发病率和死亡率。KRAS野生型、MMR缺陷的肿瘤类型从MO3PUFAs获益更多。ω-9单不饱和脂肪酸（橄榄油）具有免疫中性及低致炎症特征，对免疫功能及肝功能影响较小，其维生素E含量丰富，可以降低脂质过氧化反应。

3.蛋白质/氨基酸制剂

整蛋白型制剂适用于绝大多数肿瘤患者，短肽制剂无须消化，吸收较快，对消化功能受损患者及老年患者更加有益。很多专家认为，BCAA含量>35%的氨基酸制剂可以平衡芳香族氨基酸，改善厌食与早饱，增强免疫功能。不含抗氧化剂的氨基酸制剂对有过敏病史者可能更为安全。乳清蛋白能更好改善肿瘤患者的营养状况，提高白蛋白、谷胱甘肽和免疫球蛋白G水平。

4.药理营养

在标准配方基础上强化β-羟基-β-甲基丁酸盐复合物（β-hydroxy-β-methylbutyrate，HMB）、精氨酸、ω-3 PUFA和核苷酸等成分对肿瘤患者有正面影响，是营养研究热点。与标准配方相比，药理营养强化配方可以降低胃肠道开腹大手术患者的感染性和非感染性并发症，缩短住院时间，但未能延长长期生存时间。一般推荐上述3~4种成分整合使用，单独使用效果有待证实。

（五）终末期患者

当生命接近终点时，不需要任何形式的营养治疗，仅需提供适当的水和食物以减少饥饿感。国际上多数专家意见不推荐医疗营养治疗，考虑到营养治疗可能会提高部分终末期肿瘤患者的生活质量，我们建议做好个体化评估，制订合理方案，选择合适配方与途径，优选生理或现存通路，不推荐新建有创通路。

但是，终末期肿瘤患者的营养治疗是复杂的社会、伦理和情感问题，而不单纯是循证医学或卫生资源问题，常常受到患者家属意见干扰。建议充分听取、高度重视患者及其亲属的要求和建议，做好记录。

（六）营养治疗的时机

传统上，营养支持在控瘤治疗无效后才进行，是一种被动姑息治疗措施。随着对营养治疗的认识加深，营养治疗不仅成为肿瘤患者的基础治疗、一线治疗，而且成为肿瘤患者应该早期启动的全程、主动治疗手段（图3-4）。

从患者被诊断为肿瘤时开始，所有患者均可接受营养教育，但不是均应早期接受医疗营养（EN、PN）。一般来说，医疗营养应基于营养诊断，患者被诊断为中、重度营养不良后才启动医疗营养。但基于中国的IN-SCOC研究及意大利的真实世界研究，消化系统肿瘤患者、任何转移性肿瘤患者可在肿瘤确诊时经验性早期启动医疗营养。

此外，在外科大手术尤其是腹部大手术、高剂量放疗和高剂量化疗前，即使患者无营养不良，也可实施营养预康复，进行储备性医疗营养治疗。

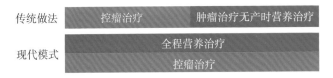

| 传统做法 | 控瘤治疗 | 肿瘤治疗无产时营养治疗 |
| --- | --- | --- |
| 现代模式 | 全程营养治疗 | |
| | 控瘤治疗 | |

图3-4 营养治疗的时机

（七）营养治疗流程

肿瘤患者的营养治疗应该遵循规范路径（图3-5）。

代谢紊乱定义为高炎症负荷水平+胰岛素抵抗。IBI>16提示高炎症负荷，CTI>4.78表示胰岛素抵抗，临床上可以使用任何验证合格的炎症负荷和胰岛素抵抗参数。

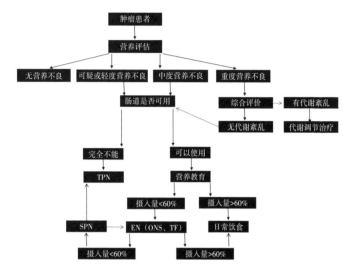

图 3-5　肿瘤患者营养治疗流程图

注：EN，肠内营养；ONS，oral nutritional supplements，口服营养补充；TF，tube feeding，管饲；SPN，supplemental parenteral nutrition，补充性肠外营养；TPN，total parenteral nutrition，全肠外营养。

### 三、推荐意见

（1）肿瘤患者应尽可能早启动全程、主动营养治疗。

（2）肿瘤营养疗法要求满足患者目标能量及营养素需求，同时调节代谢、降低炎症负荷。

（3）营养疗法应遵循膳食优先、口服优先、营养教育优先、肠内营养优先的四优先原则。

（4）根据营养诊断结果和营养不良严重程度，分类实施营养治疗。

（5）肿瘤患者的营养治疗应遵循五阶梯治疗原则，并尽快向更符合生理的方向过渡。

（6）按照卧床患者20~25kcal/（kg·d），活动患者25~30kcal/（kg·d）计算肿瘤患者的总能量需求。

（7）根据患者胰岛素抵抗情况，调整葡萄糖和脂肪酸的供能比例。荷瘤患者降低葡萄糖供能比例、增加脂肪酸供能比例。

（8）肿瘤患者蛋白质需求升高，推荐量为1.2~1.5g/（kg·d）。

（9）微量营养素按照每日需要量供给，一般不推荐大剂量使用。

（10）肿瘤患者首选标准配方，荷瘤患者选择肿瘤特异性配方。

（11）海洋来源的ω-3 PUFA多数情况下对肿瘤患者有益。

（12）肿瘤患者应首选整蛋白制剂。

（13）多种药理营养联合强化配方对肿瘤患者有正面作用。

（14）终末期肿瘤患者的营养治疗要个体化，充分尊重患者及家属的意见。

四、小结

肿瘤营养不良是多种因素共同作用的结果，摄入减少、吸收障碍、代谢紊乱和REE增加是营养不良的主要原因。相对于良性疾病，肿瘤患者营养不良发病率更高、后果更重。营养不良的肿瘤患者并存病和并发症更多，医疗花费更高，生存时间更短，对控瘤治疗的耐受性下降、敏感性降低。所以，肿瘤患者更需要营养治疗，营养治疗应成为肿瘤患者最必需的基础治疗、一线治疗。营养支持小组（nutrition support team，NST）应成为肿瘤多学科整合治疗即MDT to HIM的核心成员。

# 第四章

# 营养治疗通路

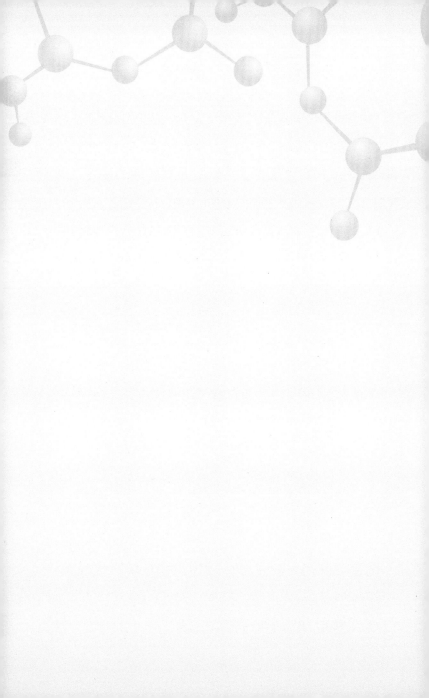

## 一、背景

营养治疗途径可分为肠内营养（EN）及肠外营养（PN）。EN营养通路可分为符合生理的口服（经口摄入）和管饲两大类。管饲途径从置管入口可分为经鼻置管、咽造瘘置管、胃造瘘及空肠造瘘置管等，从营养管末端所在的部位又可分为胃管和空肠管。PN通常指经静脉输入营养物质，主要包括经外周静脉置管、中央静脉置管，经腹腔和经骨髓腔途径应用经验有限（图4-1）。

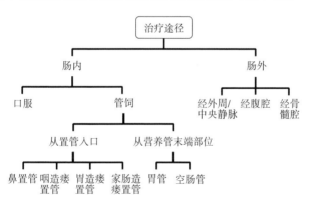

图4-1 营养治疗途径

经胃喂养是启动管饲的首选途径，有高误吸风险者可实施幽门后管饲。鼻胃管适用于较短时间（4周之内）的管饲。大多数重症患者能耐受经胃的EN，不能耐受或有高误吸风险者应降低营养输注速度。

如需建立长期管饲途径，推荐经皮内镜下胃造瘘术（percutaneous endoscopic gastrostomy，PEG）作为首选通路。PEG在1980年首次报道，是借助内镜辅助进行腹壁穿刺点定位、经皮穿刺置入导丝、经导丝引导造瘘管进入胃腔的微创造口技术，经胃造瘘管放置空肠延长管（percutaneous endoscopic gastro-jejunostomy，PEGJ）可实现幽门后管饲。与传统手术胃造瘘相比，PEG具有操作简单、所需条件便捷（无需全身或静脉麻醉、可在床边放置）等优点，患者易于接受。

外科手术造瘘目前在空肠造瘘中仍有大量应用。通过外科手术空肠造瘘在1878年已有相关报道。目前常用术式包括腹腔镜下空肠造瘘术（percutaneous laparoscopic jejunostomy，PLJ）、穿刺针导管空肠造瘘术（needle catheter jejunostomy，NCJ）、隧道式空肠造瘘术和Roux-en-Y空肠造瘘术等。

随着技术进步，临床上建立空肠内管饲的非外科途径越来越多。直接法经皮内镜空肠造瘘术即内镜下经皮直接空肠造瘘（direct percutaneous endoscopic jejunostomy，DPEJ），1987年首见报道；基于影像技术的非外科空肠造瘘方法主要包括经皮超声引导下空肠造瘘术

（percutancous sonographic jejunostomy，PSJ）、经皮 X 线引导直接空肠造瘘术（direct percutaneous radiologic jejunostomy，DPRJ）以及经皮 X 线引导胃-空肠造瘘术（percutaneous radiologic gastrojejunostomy，PRGJ）等。

PN 可通过中心静脉和外周静脉置管输注。中心静脉置管包括经外周静脉穿刺的中心静脉导管（peripherally inserted central venous cathete，PICC），经锁骨下静脉、颈内静脉和股静脉途径置管。锁骨下静脉导管性感染及血栓性并发症的发生率低于颈内静脉和股静脉，随穿刺技术及设备进步，机械性损伤的发生率也大大降低。PICC 的导管相关并发症与其他中心静脉血管通路装置相似，特别对家庭肠外营养持续时间小于 6 个月的肿瘤患者更有利。经外周静脉营养（peripheral parenteral nutrition，PPN）常用于中心静脉通路无法建立者。此途径建立相对简单，可有效避免建立营养通路时存在的延误。植入式静脉输液港又称植入式中央静脉导管系统（central venous port access system，CVPASS），是一种可以完全植入体内的闭合静脉输液系统，全部装置均埋于皮下组织，对患者日常生活影响小，使用寿命较长。

## 二、证据

### （一）肠内营养通路

#### 1.经鼻置管

研究发现，使用鼻胃管或其他管饲方式都不会显著影响患者死亡率，而腹泻、器官衰竭、胃肠道并发症、ICU时间及供能等结局也无显著差异。由于安置鼻肠管的操作需要相对较高的技术，可能导致延迟开展EN，错过最佳营养治疗时机，因此建议鼻胃管作为短期管饲的首选通路。

使用鼻胃管行营养治疗发生吸入性肺炎的风险较高（OR1.41，95% CI 1.01-1.98，$P$=0.04），且胃残余量>300~500mL 的发生率较高（OR3.95，95% CI 1.19-13.14，$P$=0.03）。对评估发生误吸风险较高者，推荐使用鼻肠管。

咽喉、食管黏膜糜烂及出血为经鼻置管不可避免的并发症，主要跟营养管本身压迫黏膜有关。轻者黏膜充血、糜烂，重者可能出现局部深溃疡合并出血。因此，建议长期管饲使用PEGJ置管。

NGT的存在会影响吞咽生理，但在年轻志愿者中并不影响吞咽功能。然而，吞咽机制随年龄增长而变化，在老年人中NGT是否增加误吸风险尚有争议。一项在老年志愿者（n=15）中进行的交叉设计RCT研究发现，即使是细管径（8Fr，2.6mm）也会增加吞咽的咽残留和咽通过时间，且随管径增加影响更大。一项RCT研究（n=30）对比接受细管径（8Fr，2.6mm）NGT和不接受管饲的机械通气患者，发现前者并不增加胃食管反流和误吸的风险。因此，胃食管反流和呼吸道误吸风险较高者推荐使用细管径NGT。

2.经皮内镜下胃/空肠造瘘

头颈部肿瘤在治疗前后常伴口腔黏膜炎、口干、吞咽困难等症状，导致经口摄入不足和营养不良。一项纳入13项研究、1631名头颈肿瘤患者的Meta分析表明，预防性PEG可能是接受放疗或放化疗的头颈肿瘤患者营养治疗的更好选择，但仍需更多RCT验证。另一项纳入152例接受手术、放疗或化疗的头颈部肿瘤患者的回顾性研究发现，接受预防性PEG患者与未接受者比较，营养状况改善，再住院率下降。还有一项回顾性研究纳入117例食管切除患者，其中107例为恶性肿瘤，发现术前放置PEG管对食管切除术无不利影响，建议营养状况较差者放置PEG管。比较PEG和非PEG喂养的食管癌手术患者的回顾性研究发现，前者营养获益更好。胃肠道恶性肿瘤，尤其是接受放化疗的头颈部肿瘤或食管肿瘤患者预期需要3~4周以上 EN 时，PEG 是金标准。

胃肠道肿瘤患者营养不良风险高，如合并恶性肠梗阻者因不能进食，营养风险进一步增加。PEG/J 置管不仅可以充分引流，还能进行 EN，适用于无手术适应证的晚期肿瘤患者。建议腹腔和盆腔恶性肿瘤患者使用 PEG 缓解恶性肠梗阻症状。一项前瞻性研究纳入行 PEG 减压的 158 例晚期妇科和胃肠道肿瘤引起小肠梗阻的患者，发现 PEG 减压可行、有效，可以缓解晚期肿瘤相关的恶心和呕吐，改善生活质量。一项回顾性研究纳入 125 例放置 PEG 管引流的恶性肠梗阻患者，其中 34% 为大肠癌、25% 为胰腺/壶腹癌，结果发现 PEG 能缓解症状，但这些患者预后仍差。

常用的 PEG 操作方法包括牵拉法、推进法和直接穿刺法。牵拉法相对简单，并发症少，临床应用最广，但在口咽部肿瘤、化疗导致的恶性狭窄及牙关紧闭患者中施行有一定的局限性，同时造瘘部位有较高的感染率，少数确有种植转移风险。直接穿刺法造瘘管直接经腹壁置入，无需经过口咽，更适于张口困难及口咽部肿瘤导致的上消化道梗阻患者，由于造瘘管不易被口咽部菌群污染，术后感染较少。另一方面，直接穿刺法采用的球囊造瘘管更难维护。一项回顾性分析纳入单中心接受直接穿刺法或牵拉法PEG的103例患者，其中36例使用直接穿刺法，结果显示两组前6个月内的换管率分别为11.1%和1.5%（$P$=0.049）。尽管如此，由于直接穿刺法造瘘管不直接接触口咽部肿瘤，不易引发肿瘤种植转移、出血及感染，因此对牙关紧闭、口咽部或食管肿瘤导致的恶性狭窄患者，建议使用直接穿刺法置管。

3.小肠镜或影像学辅助非外科空肠造瘘

DPEJ可用于胃腔条件不适合PEG者，且置管后的管道护理较PEGJ简单，但由于空肠走行曲折易变，空肠穿刺点定位较为困难。采用小儿肠镜或普通胃肠镜完成的2个样本量最大的回顾性研究，分别纳入307例次和480例次DPEJ，前者成功率为68%、后者为83%，且首次穿刺成功率为79.6%，均远低于PEGJ。多篇研究显示，使用球囊小肠镜更利于空肠穿刺点定位，DPEJ成功率可达90%~100%。然而，小肠镜远不如普通胃肠镜普及，该方法对人员和设备均有较高要求，目前尚不能广泛开展，因此仅作为常规内镜DPEJ失败时的补救措施。

以术前腹部CT评估近段小肠走行以及腹壁厚度来预测DPEJ成功率的回顾性研究发现，腹壁厚度超过3cm成功率仅39%，但此方法的敏感度和特异度分别仅为60%和53%。有一些小样本研究报道，联合X线透视及小肠镜的DPEJ成功率达96%~100%；联合CT定位的DPEJ成功率为91.2%。必须指出，X线技术尽管可能提高DPEJ成功率，但需多学科参与，并可能增加辐射损伤，不利于床边操作。相对而言，采用超声技术无辐射、可床边完成。

有报道以儿科肠镜进入空肠后，采用体表超声辅助，确定与腹壁相近且无脏器遮挡的DPEJ安全穿刺点。然而在含气肠管中的内镜并不总是适合采用体表超声探查，因此有研究采用体表超声探查肠内带液囊肠梗阻导管来确定穿刺部位，但此法需先行置入肠梗阻导管并不断监测导管位置，增加了操作的时间及难度。亦有报道采用体表超声探查经内镜送入的注液球囊，可实时同步获得DPEJ定位。病例报道显示，PSJ成功率为87%，但超声对含气肠管观察欠满意，常需配合液体注入或使用超声造影剂，实际操作较困难，应用受限。DPRJ技术成功率为85%-92%，但X线引导需要插管配合造影剂显像，且需变换体位以避开前方脏器而获取穿刺部位，应用亦不广泛。采用CT引导的操作可提高置管成功率，一项小样本（n=8）的CT引导PRGJ报道成功率为100%，CT引导下DPGJ的成功操作亦有报道，但操作优势尚缺乏大样本研究证实。

4.外科手术空肠造瘘

关于食管切除术后营养支持途径的系统评价建议，外科空肠造瘘比鼻空肠或鼻十二指肠管更可取，但术后鼻肠管与空肠造瘘管营养在并发症或导管功效方面无显著差异。针对食管癌手术、胃或胰腺切除患者的研究表明，空肠造瘘组与鼻肠管组导管相关并发症、全EN耐受情况和手术相关并发症无差异，但有0~2.9%的外科空肠造瘘发生管路相关并发症需要再次开腹。食管切除并术中空肠造瘘患者的回顾性队列研究（n=103）发现，67%患者在8天内恢复了经口饮食，5.4%出现空肠造瘘置管相关并发症。

在临床实践中，胃切除术患者主要通过鼻肠管或空肠造瘘管行EN，关于两种方式营养治疗效果的比较研究较少。纳入86例全胃切除术后鼻肠管或空肠造瘘管EN患者的RCT发现，空肠造瘘组肛门排气时间、排便时间比鼻肠管组更短（$P<0.05$）；耐受性更好（$P<$

0.05）；而两组并发症发生率无明显差异（P>0.05）。行胃切除术患者通过空肠造瘘管进行EN耐受性更好，放置时间更长，并可显著改善营养状态。

经皮造瘘口周围感染及脓肿发生率可达21.9%，可能原因包括口咽部细菌移位、造瘘口皮肤固定过紧导致局部组织血运障碍、过松致渗漏以及术中污染等。主要处理方式为预防性使用抗生素、术后密切观察造瘘口皮肤改变、换药保持造瘘口周围皮肤清洁，以及调整外固定器等，若脓肿形成应切开引流。PEG置管后24h内不应过度牵拉，保持造瘘管固定片与皮肤间有0.5cm的活动度，避免局部压迫缺血。定期观察造瘘口敷料有无渗液，窦道形成前建议每日换药，若敷料干净，亦可2~3天换药1次。换药时可调整垫片位置，向内推管2~3cm后小心外拉，适当松动旋转，防止过度压迫。洗浴需待切口愈合，一般在置管后2~3周。

包埋综合征（buried bumper syndrome，BBS）是PEG罕见但严重的并发症之一，多由于内外固定器间压力过大致内固定器向外移行，嵌入胃前壁或腹前壁，发生率为1.5%~8.8%，危险因素包括营养不良、切口愈合不佳、造口管饲后体重增加、老年人、肥胖、慢性咳嗽及不当的人为操作等，未及时处理可能有胃肠出血、穿孔、腹膜炎甚至死亡风险。因此，不能过度牵拉PEG管，早期发现BBS可通过内镜处理，严重病例常需外科手术移除造瘘管，亦可采用L型钩刀、乳头切开刀或针刀经内镜腔内切开取出包埋的造瘘管。

### （二）肠外营养通路

#### 1.经外周静脉置管

营养治疗首先考虑EN，当EN支持量不能满足需求时，可考虑经外周静脉置管行PPN，但此时相关指标的表现并不理想，主要适合短期应用。纳入单中心153例经外周静脉置管营养患者的回顾队列研究显示，只有1/3的患者适合这种形式的PPN，接近半数出现静脉炎，少数还出现菌血症。

#### 2.经外周静脉中心静脉置管

PICC置入可采用ZIM法，即沿肘关节内上髁至腋窝连线将上臂分为三等分，将中间段再等分为两部分，近躯干部为理想穿刺区域；如此区贵要静脉因外伤史、血栓史等不可穿刺，可选择同区的肱静脉。在此区穿刺可提高患者舒适度和穿刺成功率，降低并发症发生率。一项RCT显示，该区PICC置管较上臂远心端穿刺成功率更高，并发症发生率更低。

至2013年，全国147家三甲医院中146家医院已开展PICC，其中68.7%在超声引导下穿刺。非超声引导下PICC穿刺常需在下臂进行，但下臂静脉较上臂细小、走行复杂，且导管需经肘窝，穿刺成功率低，并发症发生率高，患者舒适度低。比较超声引导联合改良赛丁格法与传统盲穿法（各65例）PICC置入的RCT发现，超声组一次穿刺和置管成功率均高于盲穿组，静脉炎和血栓发生率更低（$P<0.01$）。另一项RCT发现，超声组（50例）与盲穿组（50例，其中2例未穿刺成功）相比，非计划性拔管率、并发症发生率和维护费用均更低，患者舒适度更好。

一项纳入中国成年肿瘤患者的前瞻性研究表明，与心电图检测相比，X线胸片检测PICC尖端位置的准确率更高。但使用心电图法和X线片定位PICC尖端的RCT（n=100）发现，心电图可减少置管时间［（15.29±0.23）分钟 vs.（26.52±0.36）分钟，$P<0.01$］，并可降低置管成本［（1 719.37±0.61）元 vs.（1 885.37±0.42）元，$P<0.01$］。为减少X线辐射，可用心电图先检测尖端位置。一项前瞻性队列研究发现，胸部X线片组有25%（12/48）的患

者导管尖端未达正确位置（上腔静脉下1/3），其中异位3例，处于次佳位置（右心房近端）或右心房上部9例；心电图组无异位发生，仅7.1%（3/42）的患者导管尖端处于次佳位置（右心房近端）。

当PICC留置时间超过1年，或输液治疗终止，或护理计划中不再需要留置PICC时，应予以拔除。当PICC留置时间>23天时，导管相关性感染的发生率明显升高。对长期住院治疗的患者，可选择PICC作为中心静脉血管通路装置的安全方案。纳入622例PICC和638例中心静脉置管（central venous catheter，CVC）患者的前瞻性观察显示，PICC患者发生感染的中位时间更长（23天vs. 13天，$P$=0.03）。相较于CVC，PICC可将导管相关感染发生率降低66.7%~81%。

3.中心静脉置管

经中心静脉PN治疗可以使肿瘤、透析及新生儿危重症等受益。推荐首选右侧锁骨下静脉，且导管尖端应接近上腔静脉，以降低血栓形成风险。清洗CVC插入点周围的皮肤能否减少导管相关的血流感染尚不清楚。目前尚无足够证据确定用生理盐水和肝素间歇性冲洗可预防婴幼儿长期CVC堵塞。溶栓在儿童CVC血栓治疗中是有效且可能是安全的。中心静脉置管后应常规接受包括超声及X线在内的影像学检查，明确导管尖端的位置。

4.输液港

关于CVPASS与PICC在恶性肿瘤患者化疗中应用效果的系统评价显示，CVPASS留置时间更长，并发症发生率更低，患者生活质量更高，在降低导管堵塞发生率、导管感染发生率、静脉炎发生率、导管移位／脱出发生率方面均有优势，但CVPASS置管过程中更应注意穿刺部位的解剖毗邻关系，以减少气胸及误入动脉的发生。同时CVPASS一次置管成功率较低，更适合1年以上长期静脉输液的患者应用。

CVPASS的入路方法有盲穿法、CT、DSA、超声及DSA联合超声引导等。一项RCT（n=180）显示，B超引导首次穿刺置管率高于盲穿（分别为100%和88.89%，$P<0.05$），并发症更少（分别为4.44%和17.78%，$P<0.05$）。一项回顾性研究（n=82）发现，CT引导组手术时间显著长于DSA和B超引导组，接受的辐射剂量也更高（$P<0.05$），但3组并发症相当（$P>0.05$）。此外，导管末端位于上腔静脉与右心房连接处时，血栓发生率最小，DSA及超声均可利用透视直接确定导管末端位置，从而降低导管内血栓形成的风险。B超与DSA联合引导下腋静脉穿刺安全方便，损伤小，患者接受度也较高。一项B超与DSA联合引导下腋静脉穿刺的回顾性研究中，250例全部置入成功，仅1例气胸，无患者因并发症取出CVPASS。现有证据提示，DSA或超声引导下置入CVPASS操作便利、耗时短、辐射剂量少，但其安全性及有效性还需更多高质量研究证明。系统评价显示，与锁骨下静脉路径相比，经颈内静脉置入CVPASS相关并发症更低、导管留置时间更长；经上臂静脉路径动脉损伤发生率低于经锁骨下静脉，但基座外露发生率更高，现有证据支持首选经颈内静脉路径。

分析超声引导下经颈内静脉置入CVPASS导管长度影响因素的RCT（n=134）显示，左侧颈内静脉穿刺点至导管头端距离L1值为（17.03±1.36）mm，左侧CV-PASS主体至导管头端距离L2值为（27.36±2.04）mm，右侧颈内静脉穿刺点至导管头端距离R1值为（14.79±0.98）mm，主体至导管头端距离R2值为（25.30±1.38）mm；身高与L1、L2、R1、R2值均相关（r值分别为0.290、0.403、0.259、0.301，P值分别为<0.05、<0.01、<0.05、<0.01）。

一项纳入1315名肿瘤患者的RCT分析置入CVPASS后24h内或24h后使用的安全性，发现两组并发症发生率相当，认为早期使用是安全的。但一项纳入815名患者前瞻性研究显示，预测CVPASS置入后并发症的最主要因素是置入和首次使用之间的间隔，当间隔时间为0~3天时，并发症发生率为24.4%；4~7天时为17.1%；超过7天则为12.1%（$P<0.01$）。一项纳入4045例患者的前瞻性研究也发现，间隔时间为0~5天时，9.4%的患者因并发症移除CVPASS，间隔6天时为5.7%，提示间隔时间≥6天可明显降低感染发生率及并发症导致的移除率。因此，建议CVPASS置入与使用的间隔时间应大于1周。

纳入4组RCT、共2154例患者的Meta分析发现，置入CVPASS后有的27名患者发生感染（1.25%）。其中，5例预防性使用抗生素，22例未使用（OR=0.84，95%CI：0.29-2.35），尚无证据支持在CVPASS置入患者中预防性使用抗生素。

三、推荐意见

（1）短期管饲首选鼻胃管，对高误吸风险患者，建议幽门后置管（鼻肠管）。

（2）预计EN时间＞4周，推荐内镜、介入或手术胃或空肠造瘘。

（3）晚期食管癌患者姑息治疗的营养途径首选PEG；肠梗阻尤其是晚期胃肠道肿瘤导致的恶性肠梗阻患者可选择PEG引流。

（4）牙关紧闭、口咽部或肿瘤导致食管狭窄的患者，建议使用直接穿刺法PEG。

（5）气囊小肠镜可提高DPEJ成功率，X线透视、CT或超声等影像学手段有利于DPEJ体表定位。

（6）食管癌、胃癌、十二指肠癌、胰腺癌、胆道肿瘤及其他复杂腹部大手术患者推荐常规接受术中空肠造瘘建立EN通路。

（7）胃食管反流和误吸高风险的NGT管饲患者，建议用细管径（8F）NGT管饲。

（8）为了预防包埋综合征，在胃造口管成功放置后，应允许造瘘管外固定器有0.5cm的活动度。

（9）外周静脉可以短暂（<7天）作为PN治疗途径。

（10）预计肠外营养时间>7天，建议选择PICC、CVC及CVPASS。

（11）中心静脉置管首选锁骨下静脉，置管后应常规影像学检查，确定导管位置，并除外气胸。

（12）不常规使用抗凝药物预防导管相关性血栓；使用溶栓药物治疗导管相关性血栓堵塞。

（13）CVPASS首选DSA联合超声引导下置入；建议选用右胸前锁骨下经颈内静脉途径；若不具备可视化设备，可根据患者身高预估导管置入深度。

（14）建议CVPASS置入与使用的间隔大于7天，以降低相关并发症的发生率和导管移除率；不建议置入前预防性应用抗生素。

## 四、小结

营养治疗的途径应根据患者病情个体化选择。对经口进食受限者，应积极开放并维持经口进食通路；口服不足或不能时，用管饲补充或替代，其中经鼻置管主要用于4周以内的临时置管，而各种造瘘技术主要用于长期管饲（预计置管时间在4周以上）。当管饲仍不能满足营养需求时，应加用PN以补充EN的不足，PN输注的静脉通路分为中心静脉和外周静脉，后者主要用于短期PN，长期PN应选择中心静脉置管。然而，中心静脉置管对穿刺技术、无菌操作要求和并发症的发生率均较外周静脉高，因此管路需要经过培训的专业人员进行管理和维护。

第五章

# 营养教育

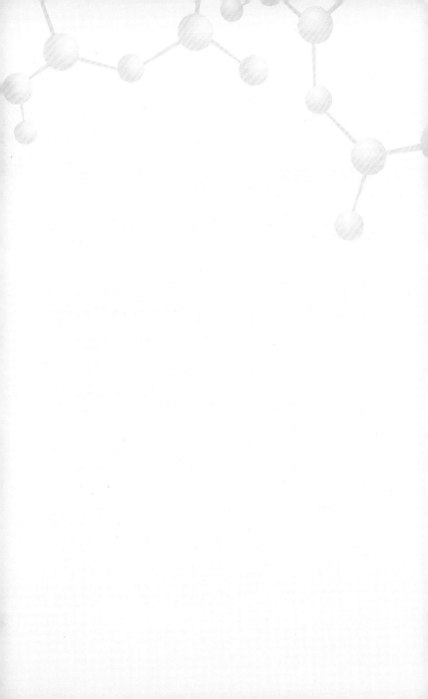

## 一、背景

营养教育（Nutrition Education）是营养干预的基本内容，也是营养治疗的首选方法和营养咨询的重要环节。肿瘤患者五阶梯营养治疗的第一阶梯就是加强饮食和营养教育。有效的营养教育是肿瘤患者营养治疗的基石。其应在遵循一般人群营养教育基本原则基础上，更具针对性、内容要更加丰富。

营养咨询是由专业营养医师根据患者营养需要，对影响营养摄入等相关问题进行分析和评估，从而指导患者应用正常的食物和饮料，帮助患者改善进食，达到营养治疗的目的。营养咨询包括与患者建立良好的咨询关系、收集病史和饮食史、营养相关检查、综合分析并做出评估、给予饮食指导等，其中包括对患者的营养评估和营养教育。ESPEN指出营养咨询是第一个，也是最常用的干预措施。营养医师可根据患者的静息能量消耗（resting energy expenditure，REE）、生活方式、疾病状况、食物摄入量和食物偏好，提供个性化建议，以实现能量和营养平衡；同时积极回答患者、家属及照护人的问题，为他们答疑解惑，澄清认识误区，传播科学知识，引导合理营养。

营养教育的常用概念有以下3种。①WHO对营养教育的定义："营养教育是通过改变饮食行为而改善营养状况目的的一种有计划活动"。②美国饮食协会的定义："营养教育是依据个体需要及食物来源，通过知识、态度、环境作用及对食物的理解，逐步形成科学、合理的饮食习惯，以改善营养状况"。③我国的定义为："营养教育主要通过营养信息的交流和行为干预，帮助个体和群体掌握营养知识和健康生活方式"。

营养教育在消除或减少营养相关危险因素、降低营养相关疾病的发病率和死亡率、提高生活质量方面有重要意义。对患者及家属进行系统的营养教育，可以提高相关营养知识、建立合理的饮食行为。营养教育不仅是传授饮食、营养知识，更重要的是学习如何改变饮食行为，养成良好的饮食习惯，从而改善营养与健康。因此，营养教育是一个长期的养成过程。肿瘤患者由于营养不良发生率更高、原因更复杂、后果更严重，因而更需要接受长期的营养教育，以缩短住院时间、减少并发症、改善临床结局、进而提高生活质量和延长生存时间。

## 二、证据

### （一）营养教育是肿瘤整合治疗的重要组成部分

强化营养咨询（Intensive Nutritional Counseling）是传统营养咨询理念的进一步提升，目前在临床营养领域还处于发展阶段。营养咨询尤其是早期营养咨询可明显改善肿瘤患者营养状况。Ho YW等提出早期营养咨询对提高治疗耐受性和生存结局至关重要，他们纳入三个医疗中心243例接受同步放化疗且预处理营养状态正常的局部晚期头颈部肿瘤患者，回顾性收集早期、晚期和无营养咨询患者的体重变化、1年生存率、早期化疗终止率和计划放疗不完率，结果显示早期开始营养咨询的肿瘤患者1年生存率高、体重变化小、早期化疗终止率和计划放疗不完率均低于晚期和无营养咨询患者；同时晚期营养咨询肿瘤患者相关营养状况和结局又优于未进行营养咨询肿瘤患者。Langius等纳入10项RCT的系统评价结果显示，对头颈部肿瘤患者放化疗期间进行个体强化营养咨询，能显著改善患者的营养状态和生活质量。2021ESPEN中多次明确营养咨询的重要性，并强调对存在营养不良风险或已有营养不良的肿瘤患者，推荐给予营养治疗，且营养治疗最好在肿瘤患者尚未发生严重营养不良时开始，而营养支持的第一种形式便应是营养咨询，以帮助控制症状。营养师对肿瘤患者进行第一次咨询时必须给予标准的营养评估，提供患者个体化的书面建议指导。饮食管理过程中，应有家人参与，饮食建议的有效性可以从体重、消化道功能以及患者满意度进行评估。与一般性的营养咨询或基础性营养咨询相比，其最要关注的是系统性评估咨询者的需要并提出干预建议。

营养教育与肿瘤治疗结合，可有效预防肿瘤患者的营养不良，并减少不良反应。Emanuele Cereda 等研究159例进行放疗的头颈肿瘤患者，发现营养教育联合营养补充剂连续干预3个月可明显改善生存质量、维持体重和增加对放疗的耐受性。Meng QY 等对353名胃癌术后存在营养风险患者实施营养干预，发现口服营养补充联合膳食建议组体重丢失少、肌少症发生率低、化疗副反应明显减少，包括延迟、剂量减少或终止、疲劳和食欲下降不明显等不良反应。Sasanfar B 等人研究了基于健康信念模型的营养教育对伊朗妇女预防癌症营养知识、态度和实践的影响，招募了来自公共卫生中心的229名女性，并根据健康信念模型（health belief model，

HBM）接受了三个75分钟的教育课程。参与者由训练有素的采访者使用基于HBM设计的经过验证且可重复的营养相关癌症预防知识、态度和实践问卷进行采访。通过问卷评估参与者的营养知识、态度和实践,结果显示干预后，参与者摄入了更低脂肪的乳制品和坚果,高脂乳制品的摄入量也有所下降,营养教育后知识和营养实践得分存在显著差异,参与营养教育计划对于肿瘤预防相关的知识和营养实践产生积极影响。

　　成功的营养咨询为肿瘤患者提供多种促进健康的方法，比如可以丰富肿瘤预防相关的知识，达到并维持适宜体重，鼓励规律的体力活动（每天30分钟中等强度的运动），增加蔬菜水果和全谷类食物的摄入，限制酒精、红肉和加工肉制品的摄入和对营养建议的依从性。饮食、营养教育一直都是营养咨询的重要工作内容。Tona Zema Diddana 等研究揭示在埃塞俄比亚，孕妇不良饮食习惯的比例为39.3%~66.1%。有限的营养知识和对饮食行为的错误认识是潜在因素。他们在社区进行人群干预试验，证实基于健康信念模型的营养教育，可提高孕妇的营养知识和饮食习惯。朱昌敏等针对68例消化系统疾病患者进行干预研究，其中对照组采取常规干预，观察组采取营养咨询。结果显示观察组患者对饮食、疾病恢复的重要性、疾病相关营养知识知晓率、合理的饮食习惯及营养咨询满意度均高于对照组，证明对消化内科患者开展营养咨询可显著提升其营养知识认知度、改善其睡眠状态。

（二）营养教育需要多学科团队协作

临床营养团队需要多学科人员构成，在肿瘤患者的营养治疗上，多学科人员的整合（即 MDT to HIM）非常重要，包括医生、临床专科护士、临床营养师、药师等，以维持肿瘤患者良好的营养状况。ESPEN发布的非手术肿瘤患者肠内营养指南中，强烈推荐将强化营养教育作为营养咨询的一种可行方法。不仅依靠管饲或肠外营养的手段，还要重视临床营养师对患者的教育与咨询，并邀请专科医师介入。临床营养师在咨询过程中要评估肿瘤患者的营养状况，营养不良带来的病理生理改变，必要时要与肿瘤科医生进行沟通等。

施教者在肿瘤营养教育过程中发挥重要作用。近年研究发现，国外肿瘤营养教育以营养师为主要施教者，而国内以医护人员为主导，仅有少数文献报道多学科团队整合在肿瘤营养教育中的实践。吕阳等在胃癌术后化疗患者的营养教育过程中成立营养教育团队（医生、营养师、心理咨询师及护士），由医生负责评估化验结果、调整用药，营养师负责传授营养知识、监测营养状况、制订食谱，心理咨询师负责心理疏导，护士负责回授法进行营养教育。Parekh等针对乳腺癌患者开展营养教育时，由营养师讲解饮食营养知识，肿瘤学家者宣教乳腺癌病理生理学知识，厨师负责传授食物选购及烹饪方法。肿瘤的营养教育因疾病的特殊性及教育内容的全面性和复杂性，需要多学科（MDT to HIM）团队协作参与施教。因此，有条件的医院可通过成立多学科团队以提高营养教育效果。Eunsuk等研究指出，多学科团队参与创伤重症监护病房患者的营养支持，可改善患者的营养状况，其回顾性比较了339例创伤重症监护病房患者，结果显示急性生理学指标和慢性健康评估（APACHE）II评分、入院休克和初步实验室结果均存在显著差异。营养支持团队（nutrition support team, NST）组的总输送/所需热量比和总输送/所需蛋白质比显著高于非NST组。Melnic I认为临床营养师是肿瘤治疗过程中必不可少的专业人员，其研究发现临床营养师提供的强化营养支持对乳腺癌患者术后结局有积极影响。临床营养师在出院随访和院外康复过程中也起重要作用，Beck等在一项71人的随机对照试验中，将参与者随机分配接受出院联络小组与出院联络小组与营养师的合作组，营养师共进行了3次家访，目的是制定和实施个人营养保健计划。结果显示在老年患者出院后，出院随访组中增加一名营养师可改善患者的营养状况，并可减少6个月内住院次数。

（三）营养教育形式需多样化

营养教育的形式多样化是推动营养教育发展的重要途径之一。营养教育并非食物营养知识的简单传教过程，而是一项需要政府、学校、家庭和企业等不同主体相互配合和整合的系统性工程，需要多主体的全面参与和有效联动。

随着科学技术的快速发展，营养教育的开展形式逐渐多样化。肿瘤营养教育的开展形式主要有以下几种。①面对面。Lee等在胃癌患者术后住院期间或随访时面对面地评估患者的膳食摄入和现存症状，并提供个体化的营养教育。Quidde等依据德国营养协会膳食建议以面对面的方式对患者进行营养教育，以改变其膳食行为。Najafi等在乳腺癌患者每次化疗前1小时，通过面对面方式提供营养教育，以减少患者对化疗的相关反应。此种方式具有成本低、易及时发现问题的特点。②电话。文献报道，营养师通过电话为居家患者提供营养教育，能强化营养教育效果。电话教育不受地点和时间限制，具有简便、易行的特点，尤适于出院后居家患者。③教育手册。部分学者在开展面对面营养教育的同时，将饮食计划、推荐食谱等营养教育内容制成手册发放给患者，便于患者随时阅读。④回授法。吕阳等对胃癌术后化疗患者开展营养教育时，试验组通过回授法（包括知识宣教—患者复述—澄清、再教育—再次评估4个步骤）实施教育，以促进患者掌握知识，达到教育目标；对照组采用集体授课结合情境模拟的形式进行教育。结果发现，回授法对肿瘤患者的营养教育有积极影响。⑤手机移动App。有学者通过移动平台记录患者饮食、营养摄入量，评估患者营养状况并提供营养教育，结果表明，患者宏量营养素的摄入量明显增加。

近年来，随着"互联网+"思维的发展，新型诊疗模式正逐步推广。将互联网与传统肿瘤营养教育进行深度整合，创造新的教育模式，以互联网、数字电视、电脑和手机等为代表的新媒介形式在信息传播中担当越来越重要的角色，传播效率更加迅速；以书籍报纸、报纸杂志和广播电视等为代表的传统媒介也占据稳定的地位，二者交相呼应，共同推动食物营养相关信息的传播。

（四）营养教育要注意个性化指导

在营养教育过程中，要注意个性化营养指导。针对同样的健康危险因素，不同患者可接受的干预方式和内容不同，不同患者要采取不同的营养教育方式。美国肿瘤学会（American Cancer Society，ACS）在2012年《肿瘤幸存者营养和体力活动指南》里提到，提供个性化营养建议可改善饮食摄入，并可减少一些与肿瘤治疗相关的毒性。研究者依据饮食、营养评估结果制订个体化膳食计划。Ravasco等基于患者目标摄入量与实际之间的差距，并结合其消化吸收能力、症状及心理因素制订个体化治疗膳食。Quidde等依据患者健康饮食指数（healthy eating index，HEI）及存在的营养问题，制订个体化膳食方案。石汉平建议通过全面的膳食调查、营养评估、实验室及仪器结果来明确患者是否存在营养不良、是否需要干预，继而结合患者情况，选择合适的营养支持途径。

国内外研究显示，个体化营养指导在人群中的需求增加。Melnic I对乳腺癌患者进行个体化的营养及运动健康教育，从多家医院和肿瘤中心招募乳腺癌患者，在营养教育过程中关注文化程度，因为25%的患者文化低于高中，研究者使用了带标签的图像增强了参与者对营养相关概念的理解，作者认为认知访谈是创建适合低文化程度营养课程的重要工具，不同文化群体的营养教育材料应考虑语言和文化程度因素，将更有助于改善肿瘤生存者的生活行为和健康指标。汤权琪探讨了基于患者主观整体评估量表（patient-generated subjective global assessment，PG-SGA）联合生物电阻抗相位角分析技术的个性化营养干预在胃癌化疗中的应用价值。研究选取医院肿瘤科收治的70例胃癌化疗患者，分为对照组基于营养风险筛查2002（nutritional risk screening 2002，NRS 2002）开展营养干预，观察组基于PG-SGA和生物电阻抗相位角分析技术开展个性化营养干预。结果显示，两组胃癌化疗患者清蛋白、前清蛋白、身体总水分、肌肉量、去脂体质量及体质量两组间均有差异，恶心呕吐等不良反应发生率观察组也低于对照组。所以PG-SGA联合生物电阻抗相位角分析技术的个性化营养干预更有利于改善胃癌化疗患者营养状态，减少化疗相关不良反应发生。因此营养咨询与教育应考虑患者的个体化营养需求，采取适宜的方式，制订个体化营养指导方案。

（五）营养教育的主要内容

石汉平等认为肿瘤患者的营养教育在遵循一般人群营养教育原则的基础上，应更具针对性，其内容更丰富，具体为10个方面：①回答患者的问题；②告知营养诊断目的；③完成饮食、营养与功能评价；④查看实验室及仪器检查结果；⑤提出饮食、营养建议；⑥宣教肿瘤的病生知识；⑦讨论个体化营养干预方案；⑧告知营养干预可能遇到的问题及对策；⑨预测营养干预效果；⑩规划并实施营养随访。

营养教育内容的研究证据主要涵盖以下几点。①饮食、营养与功能评估。季玉珍依据患者的主观整体营养状况评估PG-SGA、疾病状况、基础代谢、生理指标等明确患者营养状态。Lee等通过人体测量学指标、实验室检查及PG-SGA评估患者的营养状态。Chao等学者通过调查膳食摄入量、体力活动水平、胃肠道功能及血生化指标明确患者的饮食和营养状况。也有研究者仅基于膳食摄入评估患者的饮食及营养状况。②提出饮食、营养建议。通过纠正饮食误区、推荐食物选择及烹饪方法为患者提供饮食营养建议，以满足各种营养素需要。③讲解肿瘤的病理生理知识。Parekh 等在开展肿瘤营养教育时，由肿瘤学专家负责为患者讲解乳腺癌发病的危险因素、病生机制及其治疗所带来的影响。④制订个体化方案。不同研究个体化方案的制订依据差异较大。有研究者依据饮食、营养评估结果制订个体化膳食计划。Ravasco 等基于患者目标摄入量与实际之间的差距，并结合其消化吸收能力、症状及心理因素制订个体化治疗膳食。Quidde 等依据 HEI 及存在的营养问题，制订个体化膳食方案。但也有学者建议通过全面的膳食调查、营养评估、实验室及仪器结果来明确患者是否存在营养不良、是否需要干预，继而结合实际情况，选择合适的营养支持途径。⑤随访。季玉珍对接受放化疗的鼻咽癌患者进行随访，以评估患者出院后的饮食是否合理，能否满足其需要量，并了解患者的营养状态变化，以利于提出干预措施或调整营养治疗方案。具体随访时间为：出院后 1 个月内，每周随访 1 次；出院后 2~3 个月内，每 2 周随访 1 次；出院后 3~6 个月内，每月随访 1 次。Yang 等研究表明，对肿瘤患者住院期间及出院后进行的长期营养教育，有助于提高能量摄入。

美国癌症协会（American Cancer Society，ACS）最新发布的营养指南特别强调营养随访的内容应该包括：①需要具有肿瘤相关营养治疗经验的注册营养师的帮助；②如营养师无相关经验，应该与肿瘤主治医师取得交流；③保持健康体重；④适当运动；⑤保证日常摄入蔬菜、水果和谷物等。ACS还提供了更为细致的内容，包括运动如何确保食物安全性、不同类型的肿瘤的注意要点等。总之，随访的内容不仅局限在肿瘤治疗内容，还包括了患者个体化生活的内容。

（六）营养教育要注重患者的食欲评估

食欲下降是肿瘤患者常见症状，癌性厌食／恶病质综合征在晚期肿瘤患者发病率较高。肿瘤患者因营养摄入不足，会出现全血细胞减少、体重下降、脂肪组织和骨骼肌减少，导致患者免疫力降低，治疗耐受性下降，治疗机会减少，并发症增加，不利于控肿瘤治疗的实施。准确评估癌性厌食的过程，无论对研究还是临床救治都极为重要，科学的食欲评价方法和技术不仅是营养工作者客观评价食欲的工具，也是进一步认识和预测营养不良的基础，对改善肿瘤患者营养不良具有积极意义。研究发现，食欲素A（Orexin A）能明显抑制前列腺癌、结肠癌和胃癌等瘤细胞的增殖，并诱导凋亡。肿瘤患者营养认知-食欲-功能评估量表具有较好的信效度，可有效评估肿瘤患者的营养风险。

（七）营养教育个体及团体的对象

营养教育是施教者与教育对象双方互动的过程。但肿瘤患者的自我效能、负面心理情绪、家庭成员、经济条件、社会支持系统及肿瘤的治疗方式等多种因素均会影响患者参与营养教育的依从性。Chao等在进行肿瘤症营养教育时，将患者和家属同时作为教育对象，结果显示，患者能量、蛋白质摄入量增加，营养状态有改善。团体方式的社会支持在营养教育干预过程中尤为重要，有助于提高患者的参与积极性。因此，研究者在开展营养教育时，应充分发挥社会支持系统的作用，帮助患者消除不良情绪，提高其参与积极性。

（八）营养教育流程

营养教育流程分为九个方面：

（1）营养不良的危害：肿瘤患者营养不良导致感染率增加、术后并发症发生率增加、对放化疗的耐受性降低；进一步导致治疗费用增多、健康状态下降、社会负担增加；最后导致患者生存质量降低、死亡率增加。

（2）营养不良发生率：中国抗癌协会肿瘤营养与支持治疗专业委员会23618例肿瘤患者初步数据显示：中国肿瘤患者营养不良发生率为57.6%。

（3）营养不良的发生原因：代谢异常、心理社会因素的影响、医护人员重视不足、患者营养误区多、治疗相关的营养代谢损伤等多个方面。

（4）营养不良的诊断：欧洲营养不良诊断专家共识指出，存在营养风险同时存在以下任一项可诊断营养不良，BMI<18.5kg/m²、体重下降＞10%、3个月体重下降＞5%+BMI<20（<70ys）或22kg/m²（≥70ys），或者3个月体重下降＞5%+FFMI<15（女）或17（男）。

（5）膳食史回顾：24h膳调方法，同时记录住院期间每日膳食摄入情况。

（6）如何估算每日营养需要量：可采用间接测热法（代谢车）；公式计算法 Harris Benedict 计算公式、Mifflin-St Jeor 计算公式；经验法则：20~25kcal/（kg·d）卧床、25~35kcal/（kg·d）离床活动。

（7）营养不良诊疗路径：推荐营养诊疗流程、营养不良的五阶梯治疗。

（8）营养监测方法：快速反应参数：如体重、实验室检查、摄食量、代谢率等，每周检测1~2次；中速反应参数：如人体学测量、人体成分分析、影像学检查、肿瘤病灶体积、器官代谢活性、生活质量、体能及心理变化，每4~12周复查一次；慢速反应参数：生存时间，每年评估一次。

（9）肿瘤营养误区解答：可按照国家卫生行业标准《恶性肿瘤患者膳食指导》执行。

### 三、推荐意见

（1）强化营养咨询与饮食营养教育是肿瘤整合治疗的重要组成部分，有利于改善肿瘤患者的营养状况。

（2）营养教育对肿瘤患者的饮食习惯改善具有一定促进作用。

（3）营养教育需有专业营养师的参与，基于团队的模式定期开展，可能有益于患者营养状况改善。

（4）营养教育应满足个体化，有助于改善患者的营养状况，提高生活质量，从而保证治疗的顺利进行。

（5）营养教育应注重肿瘤患者的食欲评估。

（6）营养随访是肿瘤患者整合营养治疗方案的重要组成部分，应定期对肿瘤患者进行随访，并制定个性化随访方案。

## 四、小结

营养教育是肿瘤患者五阶梯营养治疗的第一阶梯，是肿瘤患者营养治疗的基石。营养教育对肿瘤患者的饮食习惯改善具有一定促进作用。强化营养咨询与饮食营养教育是肿瘤整合治疗的重要组成部分，有利于改善肿瘤患者的营养状况，以缩短住院时间、减少并发症、改善临床结局、进而提高生活质量和延长生存时间。营养教育需有专业营养师的参与、应满足个体化需要、应注重肿瘤患者的食欲评估、需定期对患者开展随访等。长期有效的营养教育可切实有效改善患者的营养状况。

# 第六章

# 口服营养补充

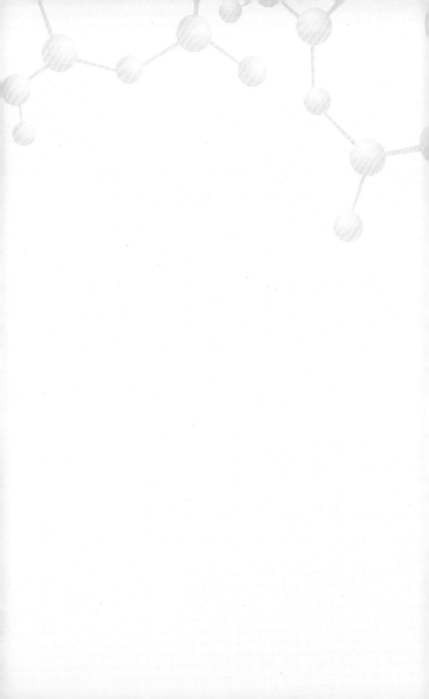

# 一、背景

口服营养补充（ONS）是除正常食物外，用特殊医学用途（配方）食品（foods for special medical purpose，FSMP）经口摄入以补充日常饮食的不足的一种肠内营养治疗手段。ONS为各类急、慢性疾病患者提供普通自然饮食外的能量和营养素补充，普遍应用于慢性阻塞性肺疾病、艾滋病、慢性肾病、肿瘤等慢性消耗性疾病患者住院和居家环境中。欧洲临床营养与代谢学会（ESPEN）于2006~2022年发布的肿瘤肠内营养指南都认为在头/颈部和胃肠道放疗期间，饮食咨询和ONS可防止体重减轻和放疗中断，肿瘤患者如已存在营养不良或食物摄入明显减少超过7~10天，应开始包括ONS在内的肠内营养治疗。ONS制剂是FSMP或肠内营养制剂，不包括匀浆膳。以肠内营养制剂而言，液体、半固体、粉状剂型最为常见，其宏量营养素比例均衡，能量密度在1.0~2.5kcal/mL，可以根据容量大小包装为纸盒装、瓶装、袋装、软包装等形式。ONS制剂的营养素类型和比例取决于实际应用场景的需求，在肿瘤患者适用的ONS剂型中，通常会考虑糖脂比例低（接近1∶1）、含有免疫增强型特殊营养制剂如鱼油等。

## 二、证据

### （一）ONS的作用

Lu等对328例胃、食管癌患者进行随机对照临床研究发现，包括肿瘤科医生、护士、营养师、心理医师在内的早期多学科支持干预可以将受试者整体生存时间延长2.9个月（危险比，0.68；95% CI，0.51~0.9；$P=$0.02），研究组采用了营养风险筛查2002（nutritional risk screening 2002，NRS 2002）量表和患者主观整体评估（patient-generated subjective global assessment，PG-SGA）量表明确是否存在营养风险/营养不良，并针对筛查和评估结果进行干预。头颈部肿瘤控瘤治疗过程中最常见的副作用就是口腔黏膜炎，口服补充维生素E、锌、谷氨酰胺对口腔黏膜炎的预防、治疗具有一定效果。Martin等分析了ONS对头颈肿瘤患者的成本-效益，发现在平均6年的随访时间内，ONS组的生存率较单独营养咨询组要高。Gillis等2018年报道了一项系统评价和Meta分析，对914名接受结直肠手术患者的临床结局和机体功能进行分析，指出营养干预是手术患者预康复的关键组成部分，不论是单独的营养治疗还是结合运动康复于一体的整合干预均会显著缩短结直肠手术后的住院时间。2021年，Wobith等从加速康复外科（enhanced recovery after surgery，ERAS）的角度提出术前使用ONS至少7天可降低感染并发症和住院时间。吴国豪团队2021年先后报告了两个随机对照临床试验结果，出院后居家用ONS可改善胃和结直肠手术患者的营养状况、肌肉质量、化疗耐受性和生活质量，特别强调改善肿瘤患者肌肉减少症的主要障碍在于患者缺乏意识和有效的训练支持，而ONS和身体锻炼在肿瘤患者肌肉减少症管理中潜力巨大。强化某些特殊营养底物的ONS如维生素D、β-羟基-β-甲基丁酸酯（β-hydroxy-β-methylbutyrate，HMB）和亮氨酸在一些研究中也被证实有很好的应用前景。

Kim等对胰腺和胆管肿瘤进行化疗的患者使用ONS干预，发现8周后患者脂肪量增加，第一个化疗期结束后受试者的体重、去脂体重、骨骼肌、细胞量等均高于对照组，第二个化疗期结束后差异更加显著，与此同时，患者PG-SGA评分和生活质量评分30（quality of life questionnaire core 30，QLQ-C30）中疲劳评分在ONS组得到了改善。该研究使用的能量密度配方（1.13kcal/mL）给每位ONS的受试者提供能量400kcal/d，蛋白质19g/d。

Faccio等在一项多中心、随机对照、开放标签研究中给放疗/放化疗患者包含乳清蛋白、亮氨酸和锌的ONS补充剂（计划给予量为前4天逐渐增加至630kcal，实际受试者的中位数日均摄入量为332kcal）+营养咨询，对照组仅给予营养咨询，两组患者在干预4周后在体重、去脂体重百分比等方面无统计学差异，而ONS会带给患者的副作用主要是恶心/呕吐、腹泻、便秘。Grupińska分析了ONS对接受术后辅助化疗的乳腺癌女性的身体成分和生化参数的影响进行了分析，经过六周化疗后，无论ONS组女性的年龄如何，其肌肉质量、去脂肪体重（fat-free mass，FFM）和去脂肪体重指数（fat-free mass index，FFMI）均较无ONS组显著增加，ONS组受试者的清蛋白水平、甘油三酯和HDL胆固醇水平均较对照组更稳定。

尽管ONS对于肿瘤患者特别是老年肿瘤患者的益处很多，但也需要关注其他问题。Coffey等报告英国患者口服营养补充剂的糖含量可能很高，特别是粉状ONS制剂与200mL全脂牛奶混合后，每份含16.4~35.0g糖，虽然有助于患者保持健康的BMI，但可能会增加患龋齿的风险。与此同时，ONS制剂应是预防和改善肿瘤手术患者营养问题的首选，尤其是在新冠疫情大流行期间，以及因疫情管控无法接受亲属常规探视的住院患者。但ONS如被过度使用或使用不当，也会导致许多临床问题，且会增加医疗保健负担。

（二）ONS配方和剂量

ONS可选择任何剂型的FSMP，但对摄入容量受限者，首选高能量密度、小容量（包装）制剂，即用型（ready-to-use，RTU）制剂依从性更好。每天通过ONS提供的能量大于400~600kcal、蛋白质大于20g可更好发挥ONS的作用。

非荷瘤生存者的营养治疗配方与良性疾病患者无明显不同，可首选标准配方特医食品或肠内营养制剂；荷瘤状态下，配方应区别于良性疾病，推荐选择肿瘤特异性营养治疗配方。

江华等对N-3脂肪酸在肿瘤恶病质患者ONS中的作用进行了系统评价和Meta分析，发现N-3脂肪酸强化的ONS可增加体重和改善生活质量，但不能改善患者去脂体重和延长生存时间。Lam等2021年更新的一项包含31项研究的Meta分析却得出相反的结论，研究指出N-3强化的ONS不能改变患者体重、肌肉量、生活质量，但能减少化疗引起的周围神经病变。

Bumrungpert对静脉化疗病人使用含乳清蛋白、锌、硒的ONS（分离乳清蛋白40g、锌2.64mg、硒0.76mg）进行随机对照安慰剂研究，试验组的清蛋白、免疫球蛋白G水平显著升高，而安慰剂对照组的谷胱甘肽水平显著下降，两组患者的SGA评分也有显著性差异。

中华医学会肠外肠内营养学分会（Chinese Society of Parenteral and Enteral Nutrition，CSPEN）指南指出，术前筛查和评估明确为营养不良的患者，需要提供营养治疗。ESPEN指南建议6个月内体重下降大于10%，白蛋白低于30g/L，SGA评分C级或BMI小于18.5的重度营养不良肿瘤患者，术前应给予7~14天的营养治疗。Wobith提出胃癌患者术前给予免疫营养制剂5~7天可减少术后感染并发症，给予至少7天的ONS可缩短住院时间，并强调经口摄入不足目标量50%达到7天就应开始考虑ONS和管饲补充途径。Miyazaki等在日本的多中心三期开放标签的随机对照研究中提出胃切除术后，至少要给予标准化的ONS达到200mL/d以上才会对患者术后1年的体重减少有积极保护作用。

吴国豪团队使用ONS的量约为500kcal/d，实际患者使用的平均量为每日370mL（约折合370kcal）可有效改善术后肿瘤患者的营养状况，维持肌肉量；Yamada报道一项关于高能量密度液体口服营养补充剂（100mL；400kcal，14g蛋白质）对胃全切和行Roux-en-Y肠道重建手术患者体重丢失的作用，ONS组体重丢失率和瘦体重丢失率均有改善，但高能量密度的ONS在胃全切患者使用中因口味不耐受的中断率较高，因此不作为常规推荐。

（三）ONS的适用人群

英国肠外肠内营养学会制定了明确的ONS适应证，包括营养不良患者手术前准备、诊断明确的炎症性肠病、短肠综合征、棘手的吸收障碍、全胃切除术后、吞咽困难、疾病相关的营养不良、肠瘘。研究发现ONS可以显著改善高龄老人（>70岁）及慢性消耗性疾病患者如结核病、艾滋病、慢性肝病等患者的营养状况和生活质量。

所有存在营养风险/营养不良诊断的肿瘤确诊患者，特别是肿瘤围术期、放疗、化疗后体重下降、虚弱、食欲不振、咀嚼困难、吞咽障碍等患者，都应在营养治疗中优先考虑规律的营养咨询和ONS。在外科大手术尤其是腹部大手术、高剂量放疗、高剂量化疗前，即使患者无营养不良，也应实施营养预康复，进行储备性医学营养治疗。终末期肿瘤患者，应优先充分考虑患者营养治疗的舒适度、患者自身的需求并充分结合家属的诉求，寻找对患者体验感最舒适、最容易接受的治疗途径，特别是经口进食或ONS时要充分考虑适口性和消化道的接受程度。

（四）ONS的实施

1.使用时机

从营养诊疗流程讲，ONS应是在营养不良诊断成立后，在营养咨询/健康教育同时开展的一项人工营养治疗，但对于很多患者，特别是荷瘤患者，控瘤治疗无效后才进行营养支持，往往为时已晚。所以，石汉平团队提出营养不仅成为肿瘤患者的基础治疗、一线治疗，而且应该早期启动且为全程、主动治疗手段。

2.使用方法

中国抗癌协会肿瘤营养专业委员会制定了3顿正餐加3次ONS的"3+3"模式，建议一日三餐之间和晚餐后睡前加用ONS，研究发现"3+3"模式可以显著提高患者的依从性和营养达标率（图6-1）。Plank LD等进行营养时相学研究时发现，在能量及蛋白质相同时，夜间ONS比白天ONS更加有利于纠正营养不良。

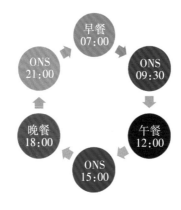

图6-1 ONS 3+3模式

三、推荐意见

（1）ONS是胃肠功能正常肿瘤患者首选肠内营养疗法。

（2）ONS每日提供不少于400kcal能量，20g蛋白质。

（3）"3+3"模式可提高依从性，夜间ONS更利于纠正营养不良。

（4）所有荷瘤患者、正在接受控瘤治疗的患者及高龄老人常规推荐ONS。

（5）ONS结合运动锻炼对肿瘤患者的肌肉减少症有

改善作用。

（6）N-3脂肪酸、乳清蛋白质、HMB强化的ONS对肿瘤患者有正向作用。

## 四、小结

ONS是临床最为常见的肠内营养治疗手段，对明确存在营养风险/营养不良的患者，根据中国抗癌协会肿瘤营养专业委员会制定的五阶梯营养治疗原则，首先选择营养教育，然后再考虑口服营养补充等。肿瘤患者、任何转移性肿瘤患者可在肿瘤确诊时经验性早期启动医学营养治疗。强化咨询联合口服营养补充对患者疗效更确切。荷瘤患者优先选择肿瘤特殊型营养制剂，术前5~7天给予ONS可预防切口感染等并发症，强化特殊营养素如HMB可增加肌肉力量，乳清蛋白质强化可改善免疫功能，N-3脂肪酸强化可减少化疗引起的周围神经病变。终末期肿瘤患者，应优先充分考虑患者营养治疗的舒适度、患者自身需求并充分结合家属诉求，特别对经口进食或ONS要充分考虑适口性和消化道接受程度。

第七章

# 管饲

一、背景

鼻胃管（nasogastric tube，NGT）及鼻肠管（nasoin-testinal tube，NIT）是短期（<4周）经管饲给予肠内营养（EN）的两种经典途径。NGT用于临床已超过200年，其置管无创，即使在条件有限的基层单位也易开展。早期使用的营养管材质对局部黏膜的压迫及刺激较重，现用材质多为聚氨树脂或硅胶，质地柔软，一定程度上能提高患者舒适度，但在需接受放化疗的头颈部肿瘤患者，经鼻置管更易加重局部炎症水肿，甚至溃疡。因此，不常规推荐头颈部放化疗患者建立经鼻的管饲途径。另一方面，通过NGT进行EN有一定的胃潴留发生率，如存在胃排空障碍更增加呕吐、误吸及吸入性肺炎的风险，其中误吸及相关肺炎是加重患者病情的最常见并发症。NIT即幽门后置管，食物不经过胃直接进入十二指肠或空肠，可很大程度上避免胃潴留相关的反流及误吸。NGT和NIT管饲EN的主要适应证、禁忌证和可能的并发症见表7-1及表7-2。此外，严重凝血障碍、严重食管静脉曲张患者置管可能引发出血；面部创伤和颅底骨折可能出现置管异位，应尽量避免经鼻盲置营养管。

表7-1　鼻胃管管饲的适应证、禁忌证和可能的并发症

| 适应证 | 禁忌证 | 并发症 |
|---|---|---|
| 胃肠功能完整,代谢需要增加,短期应用 | 严重呕吐,胃反流 | 反流,吸入性肺炎 |
| 昏迷(短期应用) | 腐蚀性食管炎,食管狭窄 | 鼻腔损伤,鼻孔坏死 |
| 需恒速输注EN(如腹泻、糖尿病患者) | | |
| 补充热量(如厌食、炎症性肠病、恶性肿瘤、生长迟缓患者) | | |
| 早产儿(孕期<34周) | | |

表7-2　鼻肠管管饲的适应证、禁忌证和可能的并发症

| 适应证 | 禁忌证 | 并发症 |
|---|---|---|
| 胃内喂养有误吸风险(如早产儿、婴儿和老年人) | 远端肠道堵塞 | 肠道穿孔(特别是使用PVC管) |
| 胃排空障碍 | 小肠吸收不良或肠道内细菌过度繁殖 | 倾倒综合征(如使用高渗EN) |
| | 小肠运动障碍 | 吸收不良(EN制品与胰液和胆汁混合不全) |
| | | 营养管异位至胃内 |

　　需长期管饲者,推荐经皮内镜下胃造瘘术(percutaneous endoscopic gastrostomy,PEG)为首选管饲通路建立方式。建立在PEG基础上的间接法经皮内镜下空肠造

瘘术（PEGJ）可快速建立空肠营养通路，简便易行，但所用管径细、易堵塞，营养管还可能回弹到近端消化道，影响EN效果，且在全胃切除或内镜下无法确定合适胃内穿刺点者无法完成。内镜下直接经皮空肠造瘘可成为此类患者的EN通路选择，但其较PEGJ有更高的技术难度和设备要求，应用不如PEGJ普遍，仅当患者无法施行PEGJ、PEGJ无效或有并发症时，方才考虑。对于食管及胃手术患者，手术中实施空肠穿刺造瘘置管的技术成功率高，可在术后早期EN，有利于防治吻合口瘘，缩短住院时间。

营养途径确定后，需要选择合适的配方和输注方式，建议由多学科小组执行，以全面考虑包括医疗和护理计划在内的所有临床治疗常规。需遵循的原则包括：满足营养需求；根据置管部位决定输注速度；通过规范操作、减少接口等手段尽量减少通路污染风险；尽量减少经喂养管注入药物以减少堵塞机会和药物-营养素相互作用等。管饲过程包含多个重要步骤（见图7-1），目的是提供安全的营养治疗。

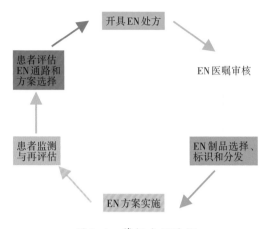

图 7-1　管饲应用过程

## 二、证据

### （一）管饲启动时机

如果没有相关禁忌证，早期（48h内）启动EN要优于早期肠外营养或者延迟EN。某些情况下EN应延迟，包括严重的水、电解质和酸碱平衡紊乱，以及血流动力学不稳定、组织灌注未达标、危及生命的低氧血症、活动性上消化道出血、严重的肠道缺血、腹腔间隔室综合征等腹腔高压状态、胃内残留量大于500mL/6h，或肠瘘引流量大且无法置管越过瘘口至肠道远端等。休克急性期盲目启动EN可加重肠道缺血，增加非梗阻性肠穿孔和肠坏死的风险。在灌注压达标、血管活性药物剂量稳定（小剂量，或剂量不增加，或正在撤除）、乳酸水平及代谢性酸中毒水平稳定或下降、平均血压≥65mmHg的情况下，尽早开始小剂量EN，患者预后更佳。

（二）管饲营养的处方

根据营养成分比例以及特殊营养成分的不同，EN产品有丰富的配方。EN处方需充分考虑蛋白质和能量需求，兼顾水、电解质和酸碱平衡，并适应患者胃肠道解剖和功能的个体化情况。为此，EN处方应依据EN的适应证和禁忌证、营养通路装置的具体情况及护理条件，并考虑EN相关并发症的潜在风险。由于处方者和执行者的培训不足以及习惯不同，EN处方可能因表述不一致引起执行混乱。未使用电子化管理的处方出现错误并不少见。一家700张床位医疗中心进行的回顾性分析发现，6.2%的处方出现错误，其中30.8%对临床有明确的影响。使用标准电子EN医嘱有助于解决这类问题。

尽管目前国内尚没有统一的EN营养处方规范，但一般认为完整的EN营养处方除患者识别信息外，还应包含适当的营养配方、剂量、实施方案、输注管路装置和部位、监控及护理要求，并关注患者的合并用药及潜在的药物–营养素相互作用，以及EN对患者电解质、酸碱和液体平衡的影响。其中，实施方案应包括规定时间间隔内的 EN 输注速度、剂量以及冲管液体量。

（三）肠内营养配方的选择

多聚配方营养全面，且大多由完整的营养素组成，可以用于大部分患者，甚至部分器官功能紊乱或危重症患者，但需要患者的消化功能相对健全。标准的 EN 多聚配方以整蛋白为氮源，低聚糖、麦芽糖糊精或淀粉为碳水化合物来源，植物油为脂肪来源，并包含矿物质、维生素和微量元素。多聚配方的分类及特点见表 7-3。

表 7-3 肠内营养多聚配方的分类与特点

| 多聚配方 | 描述 |
|---|---|
| 标准型 | 营养素分布与正常饮食相同 |
| 高蛋白型 | 蛋白质>总能量的 20% |
| 低能量型 | <0.9kcal/mL |
| 普通能量型 | 0.9~1.2kcal/mL |
| 高能量型 | >1.2kcal/mL |
| 富含纤维型 | 膳食纤维 5~15g/L |

基础配方的 EN 制剂已商品化，然而，在某些情况下可能因费用、物流、灾难或患者意愿等因素而无法使用。匀浆管饲喂养（blenderized tube feeding，BTF）是另一种 EN 选择。BTF 使用食物匀浆，易于管饲，可以单独使用

或者与商品化的基础 EN 配方联合使用，也有以日常食物配制的、商品化的即用型匀浆膳。BTF 家庭喂养的安全性和有效性研究有限。相较于商业化 EN 产品，家庭自制的匀浆有更高的交叉污染和食源性疾病风险。高污染风险是医院采用商品化 EN 而较少使用 BTF 的主要原因。居家环境下，应使用安全的食物加工方法制备食物匀浆，以防止交叉污染。一旦配制完成，应立即使用或冷藏储存，冷藏超过 24 小时未使用则应弃用。因此，BTF 前应保证具备适当的冷藏、存储条件，以及清洁的水源和电力。由于有诱发感染与食源性疾病风险，BTF 不适合病情不稳定、免疫力功能低下以及没有成熟插管位置的患者。为减少污染，匀浆膳在室温下存放不应超过 2 小时，因此，推荐 BTF 使用推注而不是连续输注，推注体积受限或不耐受推注的患者不适合 BTF。

制备食物匀浆需要根据患者对蛋白质、脂类、碳水化合物、微量元素、维生素和电解质的需要调整配方，避免膳食纤维过多导致营养管堵塞。家庭制作的食物匀浆只能用于胃内管饲，空肠管饲应选择无菌配方；同时，由于家庭制作配方往往能量密度低，达到目标能量的相应制备量可能大于 3000mL，须严密监测患者的摄

入量、排出量、体重和症状。食物匀浆配方的营养素来
源及配制使用注意事项见表7-4。

表7-4　食物匀浆配方的营养素来源及配制使用注意事项

| 营养素 | 来源 | 特点 |
|---|---|---|
| 蛋白质 | （脱脂）乳或豆乳 | ●乳糖超负荷可引起腹泻,豆乳可作为替代<br>●酪蛋白凝块可堵塞营养管,接触胃酸后凝块更多 |
| | 肉糜 | ●颗粒易使营养管堵塞<br>●含有脂肪成分 |
| | 蛋清 | ●可能有沙门菌的污染<br>●蛋白遇到胃酸可产生凝块,致营养管堵塞 |
| | 豌豆泥 | ●蛋白含量较低,需大量以满足营养需求<br>●豆皮碎末易引起营养管堵塞 |
| | 蛋白粉 | ●大部分含有大量乳糖<br>●蛋白粉有增稠作用,用量大时需额外加水 |
| 脂肪 | 植物油脂:葵花油、橄榄油、玉米油、大豆油、菜籽油 | ●除脂肪外,无其他营养素<br>●最大用量可达总能量需要的40%<br>●未混合的油脂可在管饲后分次推注,再用温水冲洗<br>●可加入脂溶性维生素 |
| | 乳脂（奶油） | ●富含饱和脂肪酸<br>●乳剂易与其他营养素混合<br>●脂肪颗粒凝聚（搅拌后的奶油）会堵塞营养管<br>●最大用量可达总能量需要的40% |

| 营养素 | 来源 | 特点 |
|---|---|---|
| 脂肪 | 蛋黄 | ●富含饱和脂肪酸、胆固醇<br>●含有乳剂,易与其他营养素混合<br>●脂肪颗粒凝聚(蛋黄酱)会堵塞营养管 |
| | 大豆脂肪(乳剂) | ●可加入即用型配方以提高能量密度 |
| 碳水化合物 | 淀粉 | ●未加热不溶于水,沉淀可堵塞营养管和管饲装置<br>●加热后稠厚,易堵塞营养管和管饲装置 |
| | 寡糖(麦芽糖糊精) | ●易溶于水,不会堵塞喂养管<br>●低渗透压,无味 |
| | 葡萄糖浆、玉米糖浆 | ●易溶于水,不会堵塞喂养管<br>●易致高渗 |
| | 蔗糖、乳糖、果糖 | ●易溶于水<br>●过量可致腹泻、高渗 |
| 维生素、微量元素和矿物质 | 多种维生素、矿物质制剂 | ●稀释后额外补充,输注前后冲管 |
| 电解质(钠、钾、钙、镁、磷) | 按需补充 | ●在 EN 制品中添加电解质可能出现不相溶<br>●镁及过量补钾可导致或加重腹泻 |

（四）管饲的输注方法

管饲EN制剂的方法包括间歇推注、间歇滴注和连续输注等。间歇推注符合正常进食的生理特点，营养液用大容量注射器以一定时间间隔缓慢推注，通常每次200~300mL，每日6~8次。此种方法多用于能够活动或不想连续使用输注泵者，由于营养管一般置于胃中，因此胃排空延迟及术后患者可能不耐受。间歇滴注采用有休息间隙的全天循环滴注（如输注3h、间隔2h），可让患者有较多的活动机会。夜间输注可让患者白天有更多的自由活动时间，主要用于补充口服摄入不足。连续输注即全天不间断输注。

建议使用输注泵输注EN的情况主要包括EN制品较稠厚（如高能量密度配方），营养液需直接进入十二指肠或空肠，以及需控制营养液输注时间等。输注泵可保证安全的输注速度，且患者可无需反复调整流量，睡眠不间断。一项随机交叉研究纳入经PEG置管后输注泵或重力滴注EN的患者各50例，两组每6周交换输注方式，结果发现采用输注泵者反流（$P<0.0002$）、呕吐（$P<0.009$）、误吸（$P<0.01$）及肺炎（$P<0.02$）发生率均较重力滴注组低，血糖控制情况更好（$P<0.0007$）。建议

长期卧床患者，优先使用泵辅助输注EN。

17项RCT（n=1683）的Meta分析发现，与常温输注EN相比，胃肠道对加温输注更易耐受，腹痛［RR=0.21，95% CI（0.11-0.43），$P<0.001$］、腹胀［RR=0.54，95% CI（0.36-0.80），$P<0.05$］、恶心［RR=0.28，95% CI（0.13-0.61），$P<0.05$］等消化道症状的发生率更低，而呕吐、腹泻、便秘和胃潴留发生率相当。EN制品的温度以37~40℃为宜，过低易导致肠黏膜微血管收缩、肠蠕动亢进或肠痉挛，过高可致胃肠道黏膜损伤。推荐EN制品适当加温后输注。

（五）经鼻置管末端的位置确定

临床上采用多种方式确定营养管末端的位置，包括X线摄片、床旁超声探查、回抽液pH值测定以及呼气末二氧化碳浓度监测等。单纯抽吸胃液判断外观、水中观察营养管末端气泡以及气过水声听诊等方法尽管简单易行，但准确性不高，已被证明并不可靠。可视化营养管和电磁导航置管装置的出现提高了正确置管的成功率，但目前国内尚没有足够的应用经验。一项纳入76篇文献、共计20种确认NGT位置方法的系统评价发现，超声和X线片的灵敏度、特异度最高，推荐通过超声或者

X线摄片的方式确定营养管末端的位置。一项系统评价以X线定位为金标准，发现超声定位的敏感度为93%（95% CI 0.87-0.97），特异度97%（95% CI 0.23-1.00），提示超声定位有助于确定正确的NGT位置，但对判断位置不正确的作用并不理想。由于纳入的研究具有异质性，目前尚无法确定超声能否取代X线用于NGT定位。因此，超声定位仅用于院前或无法进行X线片检查的情况。若条件允许，推荐应用X线确定NGT位置。

（六）管饲营养的护理

注意EN的五个维度，即输注速度、液体温度、液体浓度、耐受程度（总量）及坡度（患者体位，30°-45°）。患者出现不耐受时，应区分胃肠两种不耐受（胃不耐受多与胃动力有关，肠不耐受多与使用方法不当有关），并根据不耐受的原因及时调整营养治疗策略。此外，注意观察患者消化道症状，如恶心、呕吐、腹痛、腹胀、腹泻、便秘等，出现这类症状时需调整肠内营养的制剂、频次等，必要时针对性使用药物进行干预，保证EN的顺利实施。

管饲相关吸入性肺炎发生率为2.98%，主要原因包括管饲时体位不当、平卧或床头过低增加反流机会、胃潴留和管饲后短时间内吸痰刺激呛咳等。喂养时床头抬高30°~45°可降低EN患者发生误吸的风险，EN后维持该体位>30min效果更好。多项RCT对比经NGT和NIT途径EN的优缺点，发现NIT在减少胃潴留和误吸等并发症方面优于NGT。存在胃排空障碍（常见于术后）者，经NIT小肠营养可降低恶心、呕吐和急性胃扩张的风险，进而减少反流、误吸和吸入性肺炎发生率。Meta分析认为腹部按摩与热敷均可降低EN患者胃潴留、呕吐及腹胀的发生率。早期床上主、被动锻炼虽尚未证实能够减少EN后腹胀、呕吐，但并发症总体发生率有下降。

管道堵塞是管饲的常见问题，在细管径管饲和BTF中更为突出。管饲或给药后，予以缓慢注入15~30mL净水冲洗管道残留物，若患者为持续管饲，建议每4~6小时冲管一次。一旦造口管堵塞，可先用10~30mL温水或者胰酶溶液冲洗，若无效，求助专业人员通过导丝、毛刷等工具通管。

（七）管饲的胃肠道并发症

喂养相关腹泻在EN过程中很常见。EN制品的渗透压过高、温度过低以及输注速度过快均会导致肠腔内渗透负荷过重，进而发生腹泻。出现腹泻应积极分析原因，除了回顾EN配方、调整输注温度和速度，还应排除与喂养无关的大便失禁，行粪便检查排除感染性腹泻，并分析合并用药，查找可能引起腹泻的药物，特别是长期应用的抗生素、抑酸药物及胃肠促动力剂等。这些措施在很多情况下可以有效控制EN中的腹泻，而无需立即停止EN。

近20%的EN患者发生恶心和呕吐，吸入性肺炎风险增加。很多患者本身的疾病和治疗就易出现恶心呕吐（如上消化道肿瘤及化疗），因此在抗肿瘤治疗中应给予止吐药物。另一方面，胃排空障碍也是患者经胃EN不耐受的常见原因，红霉素和甲氧氯普胺（胃复安）是最常用于此种情况的药物。欧洲临床营养与代谢学会（ESPEN）指南基于3个RCT研究结果对管饲不耐受患者使用红霉素做出了B级建议，强烈推荐。两项分别纳入6个和16个RCT研究的Meta分析发现，与安慰剂相比，红霉素能显著提高幽门后置管管饲成功率[分别为$RR=1.45$，95% CI（1.12-1.86），$P<0.05$，和$RR=1.82$，95% CI（1.40-2.37），$P<0.01$]，其作用与甲氧氯普胺相当[$RR=1.04$，95% CI（0.79-1.36），$P=0.799$]，且没有增加不良反应风险[$RR=2.15$，95% CI（0.20-22.82），$P<$

0.05]。但亦有采用不同统计方法的Meta研究认为现有证据确定性非常低，静脉注射红霉素对喂养不耐受的影响仍不能得出结论。使用甲氧氯普胺的研究结果也存在争议。有研究发现使用甲氧氯普胺并未带来任何临床获益，但是其研究样本量过小，偏倚风险较高。虽然目前尚缺乏高质量的临床证据，但基于专家经验以及长期临床观察，仍推荐对管饲患者使用甲氧氯普胺作为促动力剂。2018年一项全球数据库的研究报道了47000例与甲氧氯普胺相关的药物不良反应，基于器官功能分类（system organ class，SOC）有71.1%患者为神经系统相关药物不良反应，基于首选术语（preferred term，PT）有37.2%患者出现锥体外系反应，大多数不良反应出现在用药的5天内。此类患者应首选红霉素。

EN患者并发的便秘往往与卧床不活动、肠道动力降低、水摄入减少、粪便堵塞或缺乏膳食纤维有关。肠道动力缺乏和脱水可导致粪便堵塞和腹胀。便秘应与肠梗阻鉴别。充分饮水和应用含不溶性纤维的配方常可以解决便秘问题。持续便秘可能需要使用软化剂或肠道蠕动剂。大量质硬粪块嵌塞时，常需手法辅助清除积便。

（八）管饲的代谢性并发症

重度营养不良或长期禁食患者再次喂养可能出现再喂养综合征，其主要特征性标志是严重低磷血症，也可以出现低钾、低镁。肿瘤患者往往缺乏钾、磷、镁和维生素 $B_1$ 等，同时合并水钠潴留，使再喂养综合征的风险明显增加，应注意补充相关微量元素。对具有再喂养综合征风险的患者，营养支持启动应从小剂量开始，最大能量为目标能量的40%~50%。当电解质水平严重危及生命时，根据医生的判断和临床表现，考虑停止营养支持。再喂养综合征的其他内容参见第8章。

三、推荐意见

（1）EN处方应依据EN的适应证和禁忌证、营养通路装置的具体情况及护理条件，并考虑到EN相关并发症的潜在风险，建议使用标准化电子医嘱管理EN处方。

（2）使用安全的食物加工技术制备匀浆，制备后立即放置冰箱中冷藏储存，24小时后，未使用的部分应弃用。

（3）长期卧床的患者，建议应用输注泵控制EN制品输注速度，并加温输注。

（4）初次经鼻置管后，推荐使用X线摄片确定营养管的位置，若存在X线片禁忌则使用超声定位。

（5）EN时，病情许可者应将床头抬高≥30°。在管饲或给药前后，用温水冲洗管道，以降低管道堵塞的风险。

（6）EN患者发生腹泻应积极分析原因而不是立即停止EN。接受NGT的胃排空障碍患者，推荐使用红霉素和甲氧氯普胺（胃复安）。

（7）有再喂养综合征风险者EN前建议常规监测血电解质（钾、磷、镁）及维生素$B_1$水平。

## 四、小结

管饲的最佳输注和置管方式应根据患者的病情选择。经胃管饲通路易建立，符合生理消化特点，可连续或间歇输注；空肠对间歇输注的耐受度差，适合连续输注。连续输注很少引起代谢紊乱，而间歇输注腹泻发生率较高。NGT和NIT是最简便的管饲通路，但不可避免地会因饲管长期压迫摩擦引起鼻咽部、食管黏膜的糜烂甚至溃疡，且患者鼻腔带管从外观上不便参加日常活动，较大程度影响了生活质量，主要用于短期管饲。经皮内镜下造瘘胃内及空肠置管技术的出现，很大程度上解决了无法经口进食患者长期的EN需求，随着内镜技术的发展和进步，上述操作并发症发生率大大下降，处理并发症方法和能力也大大提升，而各种衍生技术包括超声引导下胃肠吻合术等新方法也为EN通路建立提供了新策略，让更多患者重新获得EN途径。

# 第八章

# 肠外营养

## 一、背景

肠外营养（PN）是通过静脉途径为机体提供能量和营养素的临床营养治疗方式，分为全肠外营养（total parenteral nutrition，TPN）和补充性肠外营养（supplemental parenteral nutrition，SPN）。其自20世纪70年代开始在我国应用，已成为临床科室营养治疗的重要手段。肠外营养制剂属于静脉用药，涉及患者群体广泛，处方组分多样，配比复杂等问题。不同专业医生对肠外营养适应证把握、处方组分、输注途径选择等方面存在许多差异。从而可能导致肠外营养相关用药的安全性问题，使用不当甚至会对患者造成伤害或死亡，是风险最大的用药方式之一。因此，美国医疗安全协会（Institute of Safe Medication Practices，ISMP）将全肠外营养制剂列入高警示药品名单。中国药学会医院药学专业委员会建立的《我国高警示药品推荐目录（2019版）》也将肠外营养制剂列入22类高警示药品名单。

## 二、证据

### （一）肠外营养启动时机

根据患者营养状况和适应证，规范启动肠外营养是保障患者安全应用肠外营养的基础。计划行肠外营养的患者，应先行三级营养诊断，即营养筛查、营养评估、整合评价。可根据患者病情、疾病种类，选择使用验证合格有效的筛查及评估工具。对营养评估为重度营养不良的患者要实施第三级营养诊断，即整合评价，内容包括膳食调查、临床体格检查、人体成分分析、营养代谢检测、营养生化检验指标、重要器官功能。

所有患者开始肠外营养时，应恢复循环稳定，视代谢紊乱程度予以先期或同步纠正代谢紊乱。如通过肠内营养无法满足50%~60%目标需要量时，应在3~7d内启动肠外营养。中度或重度营养不良患者，不能经肠内营养达到预期效果时，根据病情和营养评估，尽早启动肠外营养。

（二）SPN

肿瘤患者因厌食、早饱、肿瘤相关性胃肠病、治疗不良反应等，常出现不想吃、吃不下、吃不多、消化不了，此时SPN就显得特别重要。SPN是指肠内营养摄入不足时，部分能量和蛋白质需求由肠外营养来补充的混合营养治疗方式，SPN是肠内营养不足的必然选择，其优点是在肠内营养维护肠屏障功能基础上，通过肠外营养满足患者对能量和蛋白质的需求，从而促进机体蛋白质合成，快速纠正营养不足或维持营养状态，以达到减少术后并发症、改善临床结局的目标。Heyland DK 等对201 个中心 3390 例重症患者调查发现，74% 患者的能量摄入未能达到目标能量的 80%，同时蛋白质的摄入只有目标量的 57.6%。国内 26 家 ICU 进行的多中心研究发现，如果仅给予肠内营养，只有 31.8% 的患者能在 48h 内达到目标量。能量摄入不足的危重患者，与正常摄入者相比，院内感染发生率和死亡率更高。

Heidegger CP 等的随机对照研究发现，对肠内营养不能达到目标需求量 60% 时，第 4~8 天给予补充性肠外营养后能量供给近 100% 达标，与继续肠内营养组相比，补充性肠外营养组的 28d 院内感染率显著降低。另有随机对照研究显示，术后早期肠内营养联合肠外营养可改善胰岛素抵抗，有利于围术期血糖控制。另有多项对放化疗肿瘤患者的研究显示，补充性肠外营养可提高患者生存质量和延长生存期。一项双中心单臂临床试验结果显示，早期 7 天 SPN 可改善有营养不良风险患者的食欲不振、体质指数、握力水平和白蛋白水平。另一项多中心随机对照研究显示，与单纯应用肠内营养的重症患者相比，EN 联合 SPN 能增加患者热量和蛋白质的摄入

（$P<0.001$），并有可能改善患者预后。Alsharif DJ 等通过一纳入 5 个 RCT 的 Meta 分析发现，SPN 有助于增加能量和蛋白质的摄入量，减少医院感染和 ICU 死亡率，并且不会产生其他不良的临床结局。Gao X 等探讨了 SPN 在腹部手术中的应用价值，结果发现与延迟 SPN 相比，术后早期 SPN 可减少感染发生率。因此，如果肠内营养摄入量少于目标量的 60%，此时给予 SPN 能较快提高能量和蛋白质供给，有利于促进机体蛋白质合成代谢，维持组织器官功能，减少并发症发生。部分肠内营养（PEN）与 SPN 两者提供的能量比例尚无一个固定值，主要取决于肠内营养的耐受情况，肠内营养耐受越好，需要 SPN 提供的能量就越少，反之则越多。不同能量密度的工业化多腔袋小容量肠外营养制剂为临床 SPN 的实施提供了极大的便利。

（三）营养素与制剂

葡萄糖、氨基酸和脂肪乳是肠外营养中不可缺少的部分，但微量营养素缺乏会增加相关营养成分缺乏或并发症的发生风险。有报道，长期 PN 患者 3~4 周未补充维生素，会因缺乏维生素 $B_1$ 而出现心力衰竭，进而导致数例患者死亡。另有报道，肠外营养治疗的成人患者，4

个月未补充微量元素，因铜的缺乏引起贫血和白细胞减少。一纳入 21 项随机对照研究的 Meta 分析显示，维生素和微量元素的使用可明显降低重症患者的总死亡率和感染性并发症的发生率，降低机械通气时间。因此，必须注意微量营养素缺乏的潜在危害，并监测微量营养素是否缺乏及相关并发症的发生。肠外营养混合液出现不相容、不稳定将影响患者安全，有临床报道钙磷沉淀导致死亡的案例。

复方氨基酸注射液主要分为平衡型氨基酸注射液和疾病适用型复方氨基酸注射液。一般患者可选平衡型复方氨基酸注射液。疾病适用型复方氨基酸注射液以不同疾病的氨基酸代谢特点为处方依据，包括肝病适用型、肾病适用型和创伤适用型。对无法治愈的肿瘤患者，伴有体重降低和营养摄入不足时，应用"免疫增强型"肠外营养可能有益，如含谷氨酰胺、精氨酸、核苷酸和必需脂肪酸的免疫营养制剂，但不做常规推荐。脂肪乳剂在临床中已广泛使用，安全可靠。高脂血症（甘油三酯 >3.5mmol/L）和脂代谢异常的患者，应根据代谢情况决定是否使用脂肪乳剂，对重度高甘油三酯（≥5.6mmol/L）患者，应避免使用脂肪乳剂。临床常用的脂肪乳剂有长链脂肪乳（C14-24）、中/长链脂肪乳（C6-24或C8-24Ve）、结构脂肪乳、ω-3鱼油脂肪乳、多种油脂肪乳等。中长链脂肪乳剂、含橄榄油或鱼油的脂肪乳剂在代谢、省氮、防止氧化应激、下调炎症性反应及维护脏器功能等方面要优于传统大豆油来源的长链脂肪乳，因而是更理想的能源物质。

"全合一"输注，优势在于更符合机体生理代谢需求，增加各营养素的利用率，降低单用营养素的浓度和渗透压，减少肝肾等器官代谢负荷，减少代谢并发症等。医院自配"全合一"营养液组分齐全，可根据病情变化及时、灵活地调整，能够满足5%~10%特殊住院患者个体化治疗的需要。工业化多腔袋与医院自配全营养混合液相比，有减少处方和配置差错、减少杂质和微生物污染、节省人力资源和使用方便等优点，能满足90%以上住院患者的营养需求，但使用时常需额外添加维生素和某些电解质。美国一项纳入近7万例患者的大型队列研究显示，与自行配制全营养混合液相比，多腔袋可显著减少血流感染发生率。一项前瞻性、多中心、随机对照研究显示，与医院自配全营养混合液相比，三腔袋组术后第7天的前白蛋白水平显著增高，且营养液的配制时间显著缩短，节省人力成本。小包装肠外营养多腔袋利于容量负荷受限的患者，更适于补充性肠外营养，可显著节约卫生经济资源。

（四）注意事项与并发症

外周静脉输注肠外营养液的最终渗透浓度不宜超过600mosm/L；同时，氨基酸浓度不宜超过3%，葡萄糖浓度不宜超过10%。外周输注速度宜慢，将滴速控制在50~60滴/min可减少静脉炎的发生；不宜超过10~14d连续输注。需要长期实施肠外营养或肠外营养液的渗透压超过600mosm/L或最终葡萄糖、氨基酸浓度超过上述规定时，建议使用中心静脉置管。

长期使用肠外营养，患者发生代谢紊乱的风险显著升高。高血糖较常见，主要是由葡萄糖溶液输注速度太快，或糖尿病患者、严重创伤及感染者的糖利用率下降所致。严重的高血糖可致高渗性非酮性昏迷，有生命危险。低血糖是由外源性胰岛素用量过大或突然停止输注高浓度葡萄糖溶液（内含胰岛素）所致，例如将胰岛素加入生理盐水中，以三通接头与全合一营养液体同步输注，容易发生致命性低血糖。预防与处理措施：应避免输注中的计划外中断，24h连续输注营养液控制血糖的效果要明显优于间断输注。高血糖患者肠外营养配方中，应特别注意非蛋白质热能是否由糖和脂肪共同提供，从而减少糖异生和糖原消耗，防止血糖波动过于频繁。

对严重肝、肾功能损害或婴幼儿患者在接受肠外营养时，摄入过量的氨基酸可能会产生肾前性氮质血症。因此，氨基酸的浓度和摄入量应根据患者的病情和耐受性而定；特别对容易产生氨基酸不耐受的患者，应在短时间内改用特殊配方的氨基酸制剂，以预防相关并发症的发生。

脂肪超载综合征是由于脂肪乳输注速度和/或剂量超过机体的脂肪廓清能力，以甘油三酯升高为特征的症候群，常见症状包括头痛、发热、黄疸、肝脾肿大、呼吸困难和自发性出血等，常见于儿童、老人、肿瘤终末期的脂肪代谢障碍患者。有案例报道输注大豆油脂肪乳和多种油混合脂肪乳均可导致脂肪超载综合征。预防与处理措施：控制脂肪乳每日输注总量，脂肪乳日使用量应控制在 0.7~1.3g/kg，输注速度应控制在 1.2~1.7mg/(kg·min)。对长期应用脂肪乳剂、输注量较大或脂肪廓清能力受损患者，应定期做血清浊度试验和监测血脂水平，以了解机体对脂肪的利用和廓清能力。若血浆呈现乳（白色）状混浊，应延迟或暂停输注脂肪乳。一旦出现脂肪超载综合征的症候，应立即停用脂肪乳，同时加强血脂监测，根据病情给予针对性支持治疗。在其他治疗无效情况下，也有案例报道通过血浆置换清除血液循环中多余的血脂。

严重营养不良、烧伤、外科手术及败血症或严重创伤，呕吐、腹泻、消化道瘘和急性呼吸窘迫综合征等病理情况，均会导致营养需求增加，其中维生素、血清钙、磷、微量元素等营养素的缺乏最为常见。另外，少数长期PN的患者也会发生一些微量营养素过剩的情况。因此，定期的随访和监测并根据检测结果调整营养配方可减少或避免微量元素代谢并发症的发生。

再喂养综合征是指患者在长期营养不良的情况下，重新恢复摄食或接受肠内、外营养治疗后，出现以电解质紊乱（低磷、低钾和低镁血症）、维生素缺乏和水钠潴留为特征的一系列症状。针对有再喂养综合征发生风险的患者，在开始营养治疗前，应检查电解质水平，逐渐增加营养素摄入量，包括口服及静脉途径，纠正电解质紊乱，经验性补充钾、磷、镁和多种维生素。

肠外营养引起肝功能改变的因素很多，其中葡萄糖的超负荷是其独立危险因素。临床表现为血胆红素及转氨酶升高。为减少这种并发症，PN应采用双能源，以脂肪乳剂替代部分能源，减少葡萄糖用量。研究表明相比长链脂肪乳，中长链脂肪乳、橄榄油脂肪乳和鱼油的混合制剂可明显减少肝功能不全发生率，应用精氨酸可减少肠外营养引起的肝脏脂质沉积。

长期全肠外营养可因消化道缺少食物刺激、胆囊收缩素等肠激素分泌减少，胆囊中容易形成胆泥，进而促进结石形成。长期全肠外营养治疗患者应定期腹部超声检查监测胆囊疾病。预防措施建议尽早恢复经口或肠内营养。

短肠患者，尤其行空肠结肠吻合术后的患者，形成肾、尿路草酸钙结石风险增加，约1/4患者产生临床症状，可给予短肠患者低草酸盐饮食预防尿路、肾结石的形成。

代谢性骨病多见于长期接受肠外营养的患者，主要表现为骨量减少、骨质疏松症、骨软化症、继发性甲状旁腺功能亢进等。肠外营养相关代谢性骨病的临床筛查：肠外营养初始，血钙、磷、镁的水平应每周监测1

次，3个月后，至少每月监测1次；维生素D水平每6个月监测1次；骨密度每年监测1次。预防与处理措施：肠外营养相关代谢性骨病多由营养成分缺乏所致，首先应保证肠外营养液中钙、磷、镁的含量充足，并根据血及尿中钙、磷、镁的水平进行调节。

### 三、推荐意见

（1）计划行肠外营养的患者，应先行三级营养诊断，即营养筛查、营养评估、整合评价。

（2）肠外营养的适应证包括不能通过肠内途径提供营养素者，或肠内营养无法满足能量与蛋白质目标需要量者。

（3）肠内营养无法满足50%~60%目标需要量，应在3-7d内启动肠外营养。

（4）肠外营养处方应包括葡萄糖、氨基酸、脂肪乳、矿物质和维生素等成分；处方成分和剂量应考虑混合液的稳定性与相容性。

（5）根据患者肿瘤类型和代谢状况，合理选择氨基酸和脂肪乳制剂类型。

（6）鱼油、橄榄油及结构脂肪乳等新型脂肪乳剂和不含抗氧化剂的氨基酸制剂的潜在临床效益值得重视。

（7）肠外营养输注时，应将各种营养物质按一定比例和规定程序混合于一个输液袋后输注，避免单瓶、多瓶平行或序贯串输等形式输注。

（8）优先推荐使用工业化多腔袋"全营养混合液"，小包装（<1000ml）工业化多腔袋具有显著的卫生经济学优势。

（9）肠外营养混合液不可作为非营养药品输注载体，禁止非营养素药物加入肠外营养液。

（10）血糖在正常范围内的患者，应用全营养混合液时，不建议在营养混合液中常规加入胰岛素，如需补充胰岛素建议使用胰岛素泵静脉单独输注。

（11）经外周静脉输注肠外营养液，不建议超过7d；每日检测、评估穿刺和输液部位血管情况；营养液的渗透压宜<600mosm/L。

（12）肠外营养超过一周和/或输注高渗透浓度（>600mosm/L）的患者，推荐经中心静脉途径输注。

（13）肠外营养实施中，应严格无菌技术操作，选择合适材质导管，控制感染发生。

（14）肠外营养实施中，应监测血糖、血脂、血蛋白水平，预防代谢紊乱的发生。

（15）长期肠外营养患者，应注意监测肝肾功能变化，预防肠外营养相关性肝病、胆汁淤积、代谢性骨病等发生。

## 四、小结

肠外营养极大地促进了医学营养学科的进步，取得了长足的发展，然而在配制及临床使用等方面存在问题。如何改善我国肠外营养液处方合理性、减少不当配制、规范输注方式，提高临床使用肠外营养的安全性，最大限度地提高临床疗效仍是我国肠外营养所面对的难题，未来继续规范肠外营养安全性管理将进一步促进肠外营养的发展和进步。

# 第九章

# 疗效评价与随访

## 一、背景

营养治疗作为一种基础治疗手段，其疗效是需要评价的，也是可评价的。传统评价营养治疗疗效常用血蛋白水平及体重。由于营养治疗是一种整合治疗，其作用涉及生理、心理、行为、功能与结构等多个方面，因此其疗效也需要整合评价。考虑到营养干预的临床效果出现较慢，建议以4周为一个疗程。营养治疗后不同参数对治疗发生反应的时间不一致，因此，不同参数评价（复查）的间隔时间也各不相同。根据反应时间长短将营养干预的疗效评价指标分为三类：①快速变化指标：实验室参数，如血常规、电解质、肝功能、肾功能、炎症参数（IL-1、IL-6、TNF、C反应蛋白）、营养套餐（白蛋白、前白蛋白、转铁蛋白、视黄醇结合蛋白、游离脂肪酸）、血乳酸等，每周检测1~2次；②中速变化指标：人体测量参数、人体成分分析、生活质量评估、体能评估、肿瘤病灶评估（双径法）、PET-CT代谢活性，每4~12周评估1次；③慢速变化指标：生存时间，每年评估1次。

## 二、证据

传统评价营养治疗疗效常用血白蛋白水平及体重。

由于营养治疗是一种整合治疗，其作用除营养状况本身外、还涉及生理、心理、行为、功能、结构及病变等多个方面，因此疗效也需要整合评价（holistic integrative assessment，HIA），本章节后所称的疗效评价即整合评价，主要包括以下10个方面：

1. 营养知识—态度—行为

实施营养教育、破除营养误区是营养治疗的首要任务，是营养五阶梯疗法的第一阶梯，因此，营养相关知识、态度和行为（knowledge，attitude，practice，KAP）应是营养治疗疗效整合评价（HIA）的首要参数。实际生活中，营养KAP问题很多，整合评价营养疗效时，只需请患者回答下列4个典型问题，即可了解患者的营养KAP（表9-1）。

表9-1　整合评价患者营养KAP的问题

| 问题 | 回答 |
|---|---|
| 疾病情况下能量消耗有何变化？ | 增加　　减少　　不变 |
| 担心增加营养会促进疾病发展吗？ | 很担心　有些担心　不担心 |
| 日常饮食中忌口吗？ | 严格忌口　有点忌口　不忌口 |
| 如果忌口，忌口什么食物？(可多选) | 蛋　奶　鱼　肉　豆　蔬菜　水果 |

2.摄食情况

摄食情况改善与否是营养疗效评价的核心参数，摄食情况评价包括食欲、食物性状及摄食量。食欲是一个非常主观的评价指标，是营养治疗疗效评价的必需参数，建议采用食欲刻度尺来评价食欲，"0"为食欲最差、完全无食欲，"10"为食欲最好，其他介于0和10之间，让患者根据自己的食欲情况在刻度尺上选择数字（图9-1）。

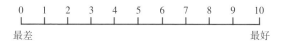

图9-1　食欲刻度尺

食物性状、种类及摄食量常用膳食调查方法，包括称重法、记账法、化学分析法、食物频率法及询问法，后者包括膳食史法和24小时膳食回顾法，临床上以24小时膳食回顾法最为常用。但上述方法均要求专业人员实施，不适于临床工作中评价营养疗效。国内学者发明了肿瘤患者简明膳食自评工具，根据患者一日三餐的饮食模式特征（如三餐流食、三餐清淡半流食等）进行每日能量摄入范围值的估算及评分，分别评1~5分，对应5个能量摄入数量级（表9-2）：<300kcal（1分），300~600kcal（2分），600~900kcal（3分），900~1200kcal（4

分），≥1200kcal（5分）。

表9-2 简明膳食自评工具

| 特征描述 | 分值（分） | 摄入热量（kcal） |
|---|---|---|
| 以清流食为主,无肉、缺油 | 1 | 300 |
| 三餐半流食,无肉、缺油 | 2 | 300~600 |
| 一餐正餐,两餐半流食,基本无肉、少油 | 3 | 600~900 |
| 两餐正餐,一餐半流食,少肉、少油 | 4 | 900~1200 |
| 三餐正餐,主食、肉蛋、油脂充足 | 5 | ≥1200 |

临床上经常询问患者的摄食量变化增加或减少，由于很难量化，不利于临床研究与治疗，为此，中国抗癌协会肿瘤营养专业委员会推荐使用摄食量变化调查镜像尺（图9-2），让患者自己在镜像尺上量化评估自己的摄食量变化情况。

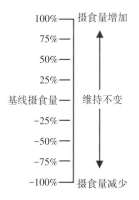

图9-2 摄食量变化调查镜像尺

3.营养状况

动态评估是营养评估本身的要求，更是营养治疗疗效评价的要求。营养评估方法很多，国内常用的方法有主观整体评估（subjective global assessment，SGA）、患者主观整体评估（patient-generated subjective global assessment，PG-SGA）、改良患者主观整体评估（modified patient-generated subjective global assessment，mPG-SGA），及微型营养评价（mini nutritional assessment，MNA）。其中 PG-SGA 和 mPG-SGA 是专门为肿瘤患者设计的方法，PG-SGA 量化评估已成为我国卫生行业标准。

4.人体学测量

人体学测量是一种最常用的静态营养评估方法，主要包括对身高、体重、围度（上臂、大腿、小腿、腰围、臀围等）、皮褶厚度（三头肌、二头肌、肩胛下、腹壁和髂骨上等）4 种参数的测定。人体学测量的突出优点是操作简便，局限性是灵敏度较低、变化较慢。在上述参数中，以体重、小腿围的变化较为敏感，因此在评价营养疗效时，测量体重及小腿围即可。

5.人体成分分析

人体成分分析（body composition analysis，BCA）是

采用不同方法如双能 X 线吸收法（dual energy x-ray absorptiometry，DEXA）、生物电阻抗法（bioelectric impedance analysis，BIA）、电子计算机断层扫描（computed tomography，CT）、磁共振成像（magnetic resonance imaging，MRI）、B超等对人体组成成分进行测定。上述方法中，BIA 由于简便、无创、价廉等优势，近年得到广泛应用。重要参数包括实际体重，标准体重、脂肪百分比、体脂量、非脂肪量、肌肉量、体质指数、相位角、健康评分及基础代谢率等。

6.体能评价与健康状况评分

体能（physical performance）与患者临床预后密切相关，是营养治疗疗效评价的重要参数。体能评价的方法很多，最常用的包括简易体能评估法（short physical performance battery，SPPB）、日常步速评估法（usual gait speed，UGS）、计时起走测试（timed get up and go test，TGUG）、爬楼试验（stair climb power test，SCPT）、6分钟步行试验（6-minute walk test，6-MWT）、功能伸展测试（functional reach test，FRT）、搬运测试（lift and reach）及握力（grip）等。其中以握力、计时起走测试及6分钟步行试验最为实用，建议选择上、下肢测试组合，如握力+计时起走测试或握力+6分钟步行试验。

健康状况是机体功能状态的整体反映，通常采用Karnofsky体能状况（Karnofsky performance status，KPS）评分（表9-3）或美国东部肿瘤协作组（Eastern Cooperative Oncology Group，ECOG）评分（表9-4）。KPS评分越高，体能状况越好；ECOG评分越高，体能状况越差。临床任选一种均可，ECOG评分更简便。

表9-3　体能状况KPS评分

| 身体状况 | 得分 |
| --- | --- |
| 身体正常,无任何不适 | 100 |
| 能进行正常活动,有轻微不适 | 90 |
| 勉强可正常活动,有一些不适 | 80 |
| 生活可自理,但不能维持正常生活或工作 | 70 |
| 有时需人扶助,多数时间可自理 | 60 |
| 常需人照料 | 50 |
| 生活不能自理,需特别照顾 | 40 |
| 生活严重不能自理 | 30 |
| 病重,需住院积极支持治疗 | 20 |
| 病危,临近死亡 | 10 |
| 死亡 | 0 |

表9-4　体能状况ECOG评分

| 体能状况 | 得分 |
|---|---|
| 活动能力完全正常,与发病前活动能力无任何差异 | 0 |
| 能自由走动及从事轻体力活动,包括一般家务或办公室工作,但不能从事较重的体力活动 | 1 |
| 能自由走动及生活自理,但已丧失工作能力,日间不少于一半时间可起床活动 | 2 |
| 生活仅能部分自理,日间一半以上时间卧床或坐轮椅 | 3 |
| 卧床不起,生活不能自理 | 4 |
| 死亡 | 5 |

7.心理评价

营养不良患者常合并心理障碍,良好的营养治疗可有效改善心理障碍与痛苦。因此,心理评价应成为营养治疗疗效评价的必备参数。NCCN推荐使用心理痛苦温度计(distress thermometer,DT)进行简单的心理评估。"0"为无痛苦,"10"为极端痛苦,其他介于0和10之间,患者根据自体情况选择相应的数字(图9-3)。对心理痛苦评估有中重度痛苦(DT≥5),还需进一步询问病史,并选择相应的抑郁、焦虑等心理专业评估量表进行评价。

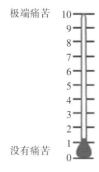

图9-3 心理痛苦温度计

8.生活质量评价

生活质量已成为几乎所有治疗疗效评价的必选参数，包括营养治疗。常用量表为EORTC QLQ-C30 V3.0中文版（表9-5）。QLQ量表体系除核心模块QLQ-C30主量表外，还有适于不同癌种和症状特异模块的子量表。QLQ-C30主量表与各相应肿瘤的子量表结合应用，可完整测定患者的生活质量。

表9-5 EORTCQLQ-C30

|  | 没有 | 有点 | 相当 | 非常 |
|---|---|---|---|---|
| 1. 从事某些费力的活动有困难吗，比如说提很重的购物袋或手提箱？ | 1 | 2 | 3 | 4 |
| 2. 长距离行走对您有困难吗？ | 1 | 2 | 3 | 4 |
| 3. 户外短距离行走对您有困难吗？ | 1 | 2 | 3 | 4 |

| | 没有 | 有点 | 相当 | 非常 |
|---|---|---|---|---|
| 4. 白天需要待在床上或椅子上吗？ | 1 | 2 | 3 | 4 |
| 5. 在吃饭、穿衣、洗澡或上厕所时需否他人帮忙？ | 1 | 2 | 3 | 4 |
| 在过去的　星期内： | 没有 | 有点 | 相当 | 非常 |
| 6. 您工作和日常活动中是否受到限制？ | 1 | 2 | 3 | 4 |
| 7. 您从事爱好或休闲活动时是否受到限制？ | 1 | 2 | 3 | 4 |
| 8. 您有气短吗？ | 1 | 2 | 3 | 4 |
| 9. 您有疼痛吗？ | 1 | 2 | 3 | 4 |
| 10. 您需要休息吗？ | 1 | 2 | 3 | 4 |
| 11. 您睡眠有困难吗？ | 1 | 2 | 3 | 4 |
| 12. 您觉得虚弱吗？ | 1 | 2 | 3 | 4 |
| 13. 您食欲不振（没有胃口）吗？ | 1 | 2 | 3 | 4 |
| 14. 您觉得恶心吗？ | 1 | 2 | 3 | 4 |
| 15. 您有呕吐吗？ | 1 | 2 | 3 | 4 |
| 16. 您有便秘吗？ | 1 | 2 | 3 | 4 |
| 在过去的一星期内： | 没有 | 有点 | 相当 | 非常 |
| 17. 您有腹泻吗？ | 1 | 2 | 3 | 4 |
| 18. 您觉得累吗？ | 1 | 2 | 3 | 4 |
| 19. 疼痛影响您的日常活动吗？ | 1 | 2 | 3 | 4 |
| 20. 集中精力做事有困难吗，如读报纸或看电视？ | 1 | 2 | 3 | 4 |
| 21. 您觉得紧张吗？ | 1 | 2 | 3 | 4 |

| | 没有 | 有点 | 相当 | 非常 |
|---|---|---|---|---|
| 22. 您觉得忧虑吗? | 1 | 2 | 3 | 4 |
| 23. 您觉得脾气急躁吗? | 1 | 2 | 3 | 4 |
| 24. 您觉得压抑(情绪低落)吗? | 1 | 2 | 3 | 4 |
| 25. 您感到记忆困难吗? | 1 | 2 | 3 | 4 |
| 26. 您的身体状况或治疗影响您家庭生活吗? | 1 | 2 | 3 | 4 |
| 27. 您的身体状况或治疗影响您的社交活动吗? | 1 | 2 | 3 | 4 |
| 28. 您身体状况或治疗使您陷入经济困难吗? | 1 | 2 | 3 | 4 |

下列问题,请在1~7间选一个最适合您的数字并画圈

29. 如何评价在过去一周内您总的健康情况?

| 1 | 2 | 3 | 4 | 5 | 6 | 7 |
|---|---|---|---|---|---|---|

30. 如何评价在过去一周内您总的生活质量?

| 1 | 2 | 3 | 4 | 5 | 6 | 7 |
|---|---|---|---|---|---|---|

9.实验室检查

广义的实验室检查内容丰富,包括血液、尿液、粪便及其他体液检查,检查项目也是包罗万象。营养诊断及营养治疗疗效评价应包括血液学基础指标(血常规、血生化、维生素、矿物质等)、重要器官功能(如肝、肾功能)、激素水平、炎症因子(IL-1、IL-6、TNF)、蛋白水平(白蛋白、转铁蛋白、前白蛋白、C反应蛋

白）、代谢因子及其产物（蛋白水解诱导因子、脂肪动员因子、乳酸）等。

10.肿瘤患者专用营养治疗疗效评价

除外上述参数，肿瘤患者专用营养治疗疗效评价还包括：①病灶大小；②代谢活性；③肿瘤标志物；④生存时间。肿瘤代谢活性降低与肿瘤病灶缩小具有相同意义，通过PET-CT的SUV值变化可准确了解肿瘤代谢活性的变化。

三、推荐意见

（1）营养治疗疗效应行多学科整合评价（MDT to HIM），包括营养知识—态度—行为、摄食情况、营养状况、人体学测量、人体成分分析、体能与健康状况评分、实验室检查、心理、生活质量多个方面对营养治疗进行综合评价。

（2）根据营养治疗后不同参数的反应时间，在合适时间选择合适参数，包括快速反应参数、中速反应参数和慢速反应参数。

（3）所有严重营养不良患者出院后均应定期到医院营养门诊或接受电话营养随访，至少每3个月一次。

## 四、小结

营养治疗作为一种基础治疗手段，其疗效既应评价，也能评价。营养治疗疗效评价传统常用血白蛋白水平及体重，由于营养治疗是一种整合治疗，其作用除营养状况本身，还涉及生理、心理、行为、功能、结构及病变等多个方面，因此疗效也需多学科整合评价。本指南提出从营养知识—态度—行为、摄食情况、营养状况、人体学测量、人体成分分析、体能与健康状况评分、实验室检查、心理、生活质量多个方面对营养治疗进行整合评价，即 MDT to HIM，对肿瘤患者除上述参数，还要对瘤灶体积、代谢活性、肿瘤标志物及生存时间追加特异性评价。上述参数对营养治疗的反应时间快慢不同，应根据不同参数的反应时间，在合适时间选择合适参数。动态监测营养治疗前、中及后的上述各参数变化情况。

第十章

营养治疗重要并发症的
预防与管理

## 一、背景

肿瘤患者处于慢性消耗状态，当进食不能满足营养需求时，应考虑行营养治疗。然而，营养治疗也会带来并发症，调查发现，肿瘤患者营养治疗并发症发生率为22.0%。营养治疗相关并发症可致患者住院时间延长、死亡率增加等不良后果。ESPEN 2021年发布的肿瘤患者营养治疗指南，建议制订营养照护计划。2021年中华护理学会团体标准《成人肠内营养支持的护理》指出，合理、规范的肠内营养护理是保证肠内营养安全有效的基本条件，通过规范的肠内营养护理，可以减少喂养耐受不良等相关并发症。肠外营养的使用也有一定风险，其配置不当可致液体发生沉淀或污染，输注不当可致静脉炎、导管相关性血流感染等并发症，严重影响患者安全。营养不良的肿瘤患者，在营养治疗的早期阶段还可发生再喂养综合征。因此，护理人员作为肿瘤营养治疗的实施者，营养治疗的护理质量关乎患者预后，加强对肿瘤营养治疗并发症的预防，对改善患者治疗结局具有重要意义。

## 二、证据

### （一）肠内营养耐受不良的预防与管理

肠内营养耐受不良（enteral nutrition intolerance），

或称喂养不耐受（feeding intolerance，FI）是指喂养过程中因各种原因导致的肠内营养输注量减少。评估FI常基于胃肠道症状，如高胃残留余量（gastric residual volumes，GRV）、呕吐、腹胀、腹泻等。其发生率受判定标准制约。成人住院患者FI发生率约33%，重症患者FI发生率约38.3%（2%~75%）。FI可造成肠内营养中断、喂养不足，进而延长住院时间、增加住院费用和死亡风险。应重视其评估、预防与管理，以改善临床结局。

FI受多种因素影响，如多种消化系统疾病、营养制剂（配方、输注技术、被污染情况等）和药物（抗生素、血管活性药物、镇静剂等）。

1.肠内营养耐受不良的评估

依据症状对FI进行评估，包括：呕吐、腹胀、腹痛、腹泻、肠鸣音消失及高胃残留量（表10-1）。应每日监测EN患者相关症状以动态评估其耐受性。由于这些症状还可由疾病或治疗引起，应加以区分，对因处理。

中华护理学会2021年制定的团体标准《成人肠内营养支持护理》推荐使用肠内营养耐受性评分表作为评估和指导干预的工具。该工具构建的肠内营养耐受性监测系统可降低患者FI发生率，提高目标喂养量达标率，改善患者的营养状况。

表 10-1 肠内营养耐受性评分表及处理

| 项目 | 0分 | 1分 | 2分 | 5分 |
|------|-----|-----|-----|-----|
| 腹痛/腹胀 | 无 | 轻度 | 感觉明显,会自行缓解或腹内压15~20mmHg | 严重腹胀/腹痛感,无法自行缓解或腹内压>20mmHg |
| 恶心/呕吐 | 无 | 有轻微恶心,无呕吐 | 恶心呕吐,但不需胃肠减压或GRV>250ml | 呕吐,需要胃肠减压或GRV>500ml |
| 腹泻 | 无 | 3~5次稀便/d,量<500ml | 稀便>5次/d,且量500~1500ml | 稀便5次/d,且量>1500ml |
| 处理:0~2分:继续肠内营养,维持原速度,对症治疗<br>3~4分:继续肠内营养,减慢速度,2h后重新评估<br>≥5分:暂停肠内营养,重新评估或更换输入途径 | | | | |

2.肠内营养耐受不良的预防

(1)肠内营养制剂的选择:选择合适的 EN 制剂能降低 FI 发生率。ESPEN 指南推荐商业生产的 EN 制剂比家庭自制的匀浆膳更能保证安全。对乳糖不耐受、胃肠功能差者,应分别选用无乳糖配方和氨基酸型/短肽型配方制剂。

此外,营养制剂中添加可溶性纤维素可有效降低便秘和腹泻发生。Jiang 等对 12 篇原始研究的贝叶斯网络分析显示,精氨酸、谷氨酰胺、ω-3多不饱和脂肪酸等免疫营养物质可通过改善机体免疫状态降低FI发生风险。Meta分析显示，在肝脏手术患者中，添加益生菌可显著降低术后感染率。

（2）肠内营养的实施环境：应保持EN制剂的配置环境、输注管道、存放环境的卫生，避免因制剂污染引起患者腹泻。

（3）肠内营养的输注方式：EN制剂的温度、浓度和输注速度是影响耐受性的重要因素。应从小剂量、低浓度开始输注。胃肠道功能较好者，可输注室温营养液；危重患者或已发生FI者采用恒温器将营养液维持于37~40℃。另外要保证EN制剂的适当渗透压，太高或太低浓度均可增加FI风险。床头抬高30°~45°以及输注后保持半卧位30~60min，可有效降低FI的发生。还可添加果胶等使其与液体营养液在胃内混合成半固化乳糜状，接近经胃研磨过的食糜状态，以降低FI的发生。

3.肠内营养耐受不良的护理

《成人肠内营养支持的护理》推荐根据症状严重程度采取对应处理措施。Meta分析显示腹部按摩可改善胃肠功能，显著降低FI各症状的发生率。

便秘患者可补充水分，或遵医嘱给予通便药物、低压灌肠或其他促进排便措施。

Meta分析结果显示，针刺、电针能改善重症肠内营养患者的FI症状。推荐采用中药内服、通便灌肠、外敷等中医药方法提高患者耐受性，但疗效有待验证。

对不同GRV患者，应遵医嘱给予不同对症处理。症状缓解可缓慢增加喂养速度；若症状持续/加重且药物无效，考虑空肠喂养或改用肠外营养。

（二）导管相关血流感染的预防与管理

导管相关血流感染（catheter related bloodstream infection，CRBSI）是指携带血管内导管或拔除血管内导管48h内，患者出现菌血症或真菌血症，合并发热（体温>38℃）、寒战或低血压等感染表现，除血管导管外无其他明确感染源。CRBSI是血管内留置装置患者最常见、最具危害性的并发症之一，CRBSI会增加患者费用、延长住院时间，甚至导致死亡，其预防及处理应受高度重视。

1.CRBSI的评估

Meta分析结果显示，CRBSI的危险因素包括肠外营养输注、导管和置管因素等，早期识别风险因素，判断CRBSI发生的可能性，在关键环节进行干预，对CRBSI

的预防至关重要。

按2021年《血管导管相关感染预防与控制指南》，当患者局部出现红、肿、热、痛、渗出等炎症表现，和发热（>38℃）、寒战或低血压等全身感染症状，且外周静脉血培养细菌或真菌阳性，或从导管尖端和外周血培养出相同种类、相同药敏结果的致病菌，表明患者发生了CRBSI。

按2022年《静脉导管常见并发症临床护理实践指南》，当患者发生CRBSI时，应据导管类型、感染微生物种类及重新建立血管通路的条件，评估拔除导管或保留导管的必要性与风险。

2.CRBSI的预防

（1）人员培训

应加强对医务人员的教育培训，医务人员在置管、营养管理和导管维护过程中都应严格执行无菌技术操作规程，最大程度保障无菌屏障。

（2）营养液管理

《肠外营养安全输注专家共识》指出：肠外营养输注前，保证营养液配置环境的洁净度（B级）、温湿度（温度为18~26℃，适宜湿度为35%~75%）；营养液宜现配现用，不得加入抗生素、激素、升压药等，避免阳光直射，全肠外营养混合液在24h内输完，如需存放，应置于4℃冰箱内避光冷藏，并经复温后再输注；营养液配置过程由专人负责，配置过程需符合程序规定，添加电解质、微量元素等注意配伍禁忌，保证混合液中营养素的理化性质。

（3）导管过程管理

Meta分析结果表明，患者在进行肠外营养输注时，装置选择优先推荐：输液港>PICC>CVC，不推荐使用留置针行营养液输注。根据《中国恶性肿瘤营养治疗通路专家共识》，中心静脉置管成人首选锁骨下静脉，其次颈内静脉，肥胖成年患者可慎选股静脉；置入输液港时首选超声引导下右侧颈内静脉途径，对乳腺癌患者输液港植入首选健侧胸前锁骨下经颈内静脉途径。《肠外营养安全性管理中国专家共识》推荐超声引导下中心静脉置管，若病人身体耐受，可用腔内心电图技术确定导管尖端位置，以提高插管成功率，减少暴露时间，降低CRBSI发生率。

（4）导管维护

美国静脉输液护理学会2021年发布的《输液治疗实

践标准》推荐，应保证至少7天进行一次导管维护，维护过程中氯己定乙醇溶液应至少干燥30s；碘伏应至少干燥1.5~2min；推荐输液接头每72h更换1次（怀疑有导管相关感染除外），若输注脂类乳剂、血液或血液制品等促进微生物生长的液体时，每24h更换1次。Guenezan等一项随机对照试验表明，皮肤消毒时首选氯己定乙醇含量大于0.5%的溶液作为皮肤消毒剂可降低CRBSI的发生率；此外有证据表明，在沐浴时使用2%葡萄糖氯己定沐浴液可有效预防CRBSI的发生。

3.CRBSI的护理

发生CRBSI时，应采集外周静脉血培养和导管血培养各一套；对多腔静脉导管，每腔都应采集一套血培养样本，用差异定量血培养和营养液细菌培养确诊；血培养标本应在寒战或开始发热高峰前30~60min内、在使用抗生素前采集。对留置中心静脉导管或输液港的患者，除发热外无其他感染征兆，应先遵医嘱予抗生素保守治疗；若用抗生素后72h无明显缓解，或怀疑脓毒血症者，应立即拔管。

（三）再喂养综合征的预防与管理

再喂养综合征（refeeding syndrome，RFS）是长期

饥饿或营养不良的患者，在再次喂养时出现了磷、钾和或镁的1种或1种以上的水平降低，或维生素$B_1$缺乏的电解质和液体平衡紊乱，以及由此产生的一系列呼吸、循环、神经等系统功能障碍甚至死亡的综合征。RFS在接受营养治疗的肿瘤患者中发生率可高达25%。RFS是营养支持潜在的致命性并发症，患者在高应激、高代谢状态下更容易发生，且与不良预后、病死率增加密切相关。因此，加强对再喂养综合征的风险评估、预防及处理十分必要。

1.再喂养综合征的评估

诊断RFS的关键在于识别RFS高风险人群，包括存在营养物质摄入减少（如长期饥饿或禁食、神经性厌食）、吸收障碍（如酗酒、吸收不良综合征）或营养物质代谢障碍（如难治性糖尿病、病态肥胖）、消耗增多（恶性肿瘤、恶病质）诸类问题的患者。这些患者在营养治疗期间发生循环、呼吸、神经等系统的系列症状，可结合血生化、心电图、神经系统检查以明确病情并协助诊断。由于其他疾病也会导致电解质失衡，系统功能障碍，应根据患者基础疾病和营养状况鉴别诊断。

NICE推荐将RFS风险筛查分为三个层级。筛查标准一：BMI<18.5kg/m²；3~6个月内非自主性体重丢失>10%；没有或很少营养摄入>5d；既往有酗酒或药物滥用史（如胰岛素、利尿药等）。筛查标准二：BMI<16kg/m²；3~6个月内非自主性体重丢失>15%；没有或很少进食>10d；出现低磷、低钾、低镁血症。筛查标准三：BMI<14kg/m²；没有或很少进食>15d。当具备筛查标准一中的两项或具备标准二及标准三中的一项，均评估为RFS高风险患者。2020版ASPEN专家共识在NICE风险评估基础上，新增了疾病、皮下脂肪及肌肉流失三个因素，这三个因素来源于ASPEN成人营养不良专家共识，目前尚缺乏使用此风险评估RFS的证据。

2.再喂养综合征的预防

（1）电解质管理

由于RFS发生风险一般在再喂养前10d之内，在此期间要加强对电解质监测，提早纠正电解质失衡。一项系统评价认为低磷血症是RFS的突出特征。中国肿瘤营养治疗指南2020版和欧洲指南推荐进行电解质、维生素$B_1$的补充，即第1~3天，补磷0.5~0.8mmol/（kg·d）、钾1~3mmol/（kg·d）、镁0.3~0.4mmol/（kg·d），治疗开始后4~6h监测电解质浓度，以后每天监测1次。营养治疗前至少30min静脉注射或肌内注射维生素 $B_1$ 200~300mg，经口或经静脉滴注补充维生素 $B_1$ 200~300mg/d，复合维生素制剂每日按2倍参考剂量补充。要求在营养治疗开始后的前10天，口服、肠内或静脉补充钾2~4mmol/（kg·d）、磷酸盐0.3~0.6mmol/（kg·d）和镁0.2mmol/（kg·d），每日补充维生素 $B_1$ 200~300mg/d。再喂养开始三日内注意每日监测生命体征、心肺功能、水肿程度及电解质水平。临床护士需根据医嘱给予电解质补充，注意电解质输注类型、浓度、速度及量。磷酸盐治疗可能引起心律失常和低血压，需行心电监测。避免磷酸盐注射液与含钙液体混合使用，二者合用可致沉淀。补钾浓度如超过40mmol/L应通过中心静脉输注，以防疼痛、静脉炎和药物外渗。静脉快速补镁可致呼吸抑制或潮气量减少，注意控制输注速度。

（2）能量管理

在RFS高危人群中启动能量补充时，需考虑多种因素，如血清电解质变化、初始喂养耐受性等，对患者进行个体化再喂养。NICE指南和IrSPEN指南推荐，低热量喂养可预防再喂养综合征发生，要求起始喂养热量为10kcal/（kg·d），极高风险者调整至5kcal/（kg·d），可根据风险类型逐步缓慢喂养至需要量。低热量，序贯营养支持疗法已在针对老年、危重症患者的随机对照试验中得到验证。ESPEN肿瘤患者营养治疗指南也指出，经口食量长期严重下降者，营养摄入量（经口补充，肠内营养或肠外营养）在数天内需缓慢增加，并警惕发生再喂养综合征。

（3）体液管理

为避免循环负荷加重，需对RFS高风险患者进行体液管理。两篇叙述性综述均指出，对存在RFS低风险患者，体液限制在30~35ml/（kg·d）；高风险患者体液管理，第1~3天控制在25~30ml/（kg·d），第4天开始控制在30~35ml/（kg·d）；极高风险患者，第1~3天控制在20~25ml/（kg·d），第4~6天控制在25~30ml/（kg·d），第7天控制在30~35ml/（kg·d）。该体液管理方案已有我国学者在临床得到应用，并取得较好效果。每日测量体重是估算液体净增加或净丢失量的最佳方法。如患者每日体重以0.3~0.5kg/d在增长，则考虑存在水钠潴留，需进行严密监测，并调整液体摄入。

（4）维生素$B_1$的管理

维生素$B_1$在机体高代谢和高糖摄入时，需求量增大，当启动再喂养，给予葡萄糖时可诱发Wernicke病，葡萄糖底物导致血糖升高，胰岛素分泌增加，出现维生素$B_1$耗竭，表现为眼部异常、共济失调和整体混乱状态。NICE指南指出需对存在RFS风险的患者，在营养治疗开始后的前10天，每日补充200~300mg的维生素$B_1$，同时配合补充复合维生素。尽管有专家共识认为需要在高风险RFS患者再喂养前或静脉输注葡萄糖液体前，以2mg/kg，每日最大补充量100mg/d，坚持5~7天或更长时间补充维生素$B_1$，但暂无随机对照试验对其进行验证。我国新版肿瘤营养治疗指南主张参考NICE标准，故仍以NICE标准进行维生素$B_1$补充。

（5）铁剂的管理

对缺铁且存在再喂养综合征风险患者，补充铁剂会刺激造血系统，加重低钾血症，且会触发或延长低磷血症风险，故应在营养补充前7天，停止铁剂补充。

3.再喂养综合征的护理

中国肿瘤营养治疗指南及临床决策指出，如果发生RFS，临床护士需遵医嘱，根据病情、喂养耐受性等减少或停止营养支持。两项案例研究提示，治疗RFS期间，遵医嘱每日严密监测血生化、微量元素水平，如接到危急值结果，要即刻报知临床医生，做好护理记录及交班，并遵医嘱及时纠正电解质紊乱、补充和调整微量元素。每周测量体质量 1 次，及时了解水钠潴留情况。一项综述指出，临床护士需严密观察心电监护，实时观察患者心率、心律、血压及心电图变化，及早发现心律失常尤其是恶性心律失常，出现紧急情况，立即报告并配合医生进行抢救与处理。

一项案例指出，发生 RFS 的患者，病情十分危重。家属由于认识误区，实验室检测和治疗措施不理解、不配合，拒绝采血。临床护士需对家属讲解少量采血不影响患者健康，反复强调必须有检测结果才能决定治疗方案和改善患者预后。

## 三、推荐意见

（一）肠内营养耐受不良

（1）推荐每日评估患者肠内营养耐受性，包括腹痛、腹胀、腹泻、肠鸣音等情况。应区分相关症状是肠内营养引起，还是由疾病或治疗（如化疗）引起。

（2）推荐肠内营养耐受性评分表（表 10-1）作为评估和指导干预的工具。

（3）保持 EN 实施环境（如 EN 制剂、输注肠内营养的管道及操作台面等）的卫生，操作过程中注意无菌原则，妥善储存已开启的EN制剂。

（4）EN制剂输注应从小剂量、低浓度开始，采取循序渐进原则。胃肠功能较好者，可输注室温营养液；危重或已发生FI的患者采用恒温器将营养液维持于37~40℃。营养制剂的渗透浓度应小于330mmol/L以减少腹泻发生。重症患者应采用营养输注泵持续匀速泵入，先调至20~50ml/h，据耐受情况逐渐增加。输注时保持床头抬高30°~45°，输注后保持半卧位30~60min。

（5）可遵医嘱添加果胶等使EN制剂半固化降低FI发生率。

（6）推荐腹部按摩预防和缓解胃潴留、腹胀、呕吐。

（7）便秘患者必要时遵医嘱予以通便药物、低压灌肠或其他促进排便措施。

（8）据情遵医嘱采用中医药方法处理，包括中药内服、通便灌肠、外敷、针灸等。

（9）对有腹泻、肠鸣音弱或消失（排除肠缺血或肠梗阻）者，评估原因、遵医嘱予适当治疗同时继续EN，GRV>200ml，用促胃肠动力药；GRV>250ml，可减慢喂养速度和或减少营养液总量。待FI症状得到缓解且未见新症状，可缓慢增加喂养速率。GRV持续>200mL或促胃肠动力药无效，考虑空肠喂养。

（二）导管相关血流感染

（1）对患者潜在CRBSI风险因素进行全面评估，若发现早期感染征象应及时采取适当应对措施。

（2）营养液输注前应保证配置环境及配置程序规范，注意配伍禁忌以保证混合营养液中营养素的理化性质。

（3）营养液现配现用，确需存放则于4°冰箱避光冷藏，使用前30min~1h复温后输注。

（4）皮肤消毒时首选大于0.5%的氯己定乙醇溶液作为消毒剂。

（5）推荐每72h更换1次无针输液接头（怀疑有导管相关感染除外），若输注脂类乳剂、血液或血液制品等促进微生物生长的液体时，每24h更换1次。

（6）仅有体温升高而无其他感染症状时，不建议拔除中心静脉通路装置。

（7）怀疑出现CRBSI时，应及时采集外周静脉血培养和导管血培养各一套；对多腔静脉导管，每腔都应采集一套血培养样本。

（8）血培养标本应在寒战或开始发热高峰前30~60min内采血，在用抗生素前采集。

（9）遵医嘱用抗生素后72h无明显缓解，或怀疑脓毒血症者，应立即拔管。

（三）再喂养综合征

（1）识别RFS高风险患者，并选择适宜的风险评估表进行评估（见表10-2）。

表10-2  RFS风险评估表

| 筛查标准一 | 筛查标准二 | 筛查标准三 |
| --- | --- | --- |
| BMI<18.5kg/m$^2$ | BMI<16kg/m$^2$ | BMI<14kg/m$^2$ |
| 3~6个月内非自主性体重丢失>10% | 3~6个月内非自主性体重丢失>15% | |
| 没有或少量营养摄入>5d | 没有或少量营养摄入>10d | 没有或少量营养摄入>15d |
| 既往有酗酒或者药物滥用史（包括胰岛素、利尿剂等） | 再喂养之前出现低磷、低钾、低镁血症 | |

评估标准：患者符合筛查标准一中的两项或筛查标准二及筛查标准三中的一项即可鉴定为RFS高风险患者。

（2）有RFS风险者在开始营养支持前预防性补充电

解质、维生素 $B_1$ 和矿物质。

（3）根据RFS风险分级标准，个体化补给热量。从低热量目标开始予以序贯营养支持治疗，并在5~10天内缓慢增加到全部热量。体液摄入量遵循风险分级标准给予补充，注意每日监测体重。

（4）在营养治疗开始后前10天，每日补充维生素 $B_1$ 200~300mg，同时配合补充复合维生素。

（5）因磷酸盐会导致血管内沉淀，禁止给高钙血症患者使用磷酸盐。

（6）患者存在缺铁情况时，在再喂养开始7天内不要补充铁剂制品。

（7）一旦发生RFS，临床护士应立即减少或停止营养治疗，严密观察症状和体征，纠正电解质紊乱并补充维生素 $B_1$，同时进行对症支持治疗。

（8）做好心电监测，及时发现恶性心律失常，配合医生及时抢救。

（9）临床护士做好RFS患者及家属健康教育，向其解释治疗理由及对预后影响，以取得他们对治疗的理解与支持。

## 四、小结

FI是常见的肠内营养并发症，受疾病、营养制剂和药物等多种因素影响，FI发生可能会对患者结局产生一系列不良影响，应加以预防和护理。症状是FI诊断的主要标准，但要区分症状发生的原因，对因治疗。建议每日评估EN患者肠内营养耐受情况，采取系列措施预防和护理，包括据情选择适当EN制剂，添加纤维素、免疫营养物质、益生菌等，保持EN实施环境卫生，予以适当输注方式，采用腹部按摩、中医中药，遵医嘱对症给药。必要时可遵医嘱改空肠喂养或肠外营养。肿瘤患者的肠内营养管理应该遵循规范路径，图10-1。

定义 —— 指喂养过程中由于各种原因导致的肠内营养输注量减少，评估 FI 通常基于胃肠道症状，如高胃残余量、呕吐、腹胀、腹泻等。

评估 ——
1. 推荐每日评估患者肠内营养耐受性。
2. 推荐肠内营养耐受性评分表作为评估和指导干预的工具。

预防与护理 ——
1. 保持 EN 实施环境和实施过程的卫生。
2. 采取适宜 EN 制剂输注方式。
3. 采用营养泵输注。
4. 添加果胶等成分使 EN 制剂半固化降低 FI 发生率。
5. 采取腹部按摩预防和缓解相关症状。
6. 便秘患者必要时遵医嘱予以促排便措施。
7. 根据患者情况采用中医药方法进行处理。
8. 根据胃残留量采取不同处理措施。
9. 若不能改善喂养不耐受，考虑空肠喂养或改用肠外营养。

图 10-1　肠内营养管理流程图

CRBSI 发生受多种因素影响，在做好肠外营养液输注管理前提下，置管人员坚持最大化无菌屏障，严格把控置管过程，定期维护导管，能降低 CRBSI 发生率。怀疑发生了 CRBSI，应结合患者局部症状、全身表现及血培养结果进行判断。可疑 CRBSI 的患者，应先行抗生素治疗，再据症状缓解情况、导管类型及重建导管的条件确定需否拔管。肿瘤患者的导管相关血流感染管理应遵循规范路径，图 10-2。

定义——指携带血管内导管或拔除血管内导管48h内的患者出现菌血症或真菌血症,合并发热(体温>38℃)、寒颤或低血压等感染表现,除血管导管外无其他明确感染源

评估——
1. 每日观察、监测和评估患者的CRBSI相关风险因素,对于存在高危风险的患者及时采取预防措施
2. 全面评估患者是否存在CRBSI感染征象,若发现早期感染征象应及时采取适当的应对措施

预防与护理——
1. 置管人员应接受培训教育,保证置入操作的程序规范
2. 保证营养液配置环境、洁净度、微生物限定符合标准;营养液配置过程由专人负责,保证配置程序规范;营养液现配现用,确需存放则避光冷藏
3. 中心静脉置管成人首选锁骨下静脉,植入输液港首选超声引导下右胸前锁骨下经颈内静脉途径
4. 成人患者血,管通路装置选择优先级为输液港>PICC>CVC
5. 皮肤消清时首选含量大于0.5%的氯己定乙醇溶液作为皮肤消毒剂
6. 氯己定乙醇溶液应至少干燥30s;碘伏应至少干燥1.5~2min
7. 输注脂类乳剂时,每24h更换1次无针输液接头
8. 怀疑出现导管性脓毒血症者,应及时做血培养和营养液的细菌培养
9. 血培养标本应在寒颤或开始发热高峰前30~60min内采血;抗菌治疗72h后仍存在发热或其他感染征象,需重复血培养

图10-2 导管相关血流感染管理流程图

RFS是一种潜在致命性综合征,可通过早期对患者进行风险评估,识别高危患者,尽早干预来控制风险。由于分解代谢增加和营养摄入减少,肿瘤患者更易出现RFS。因此,在开始喂养时,应根据患者状态,注意电解质和维生素的补充和监测,给予合理的个体化营养支

持，有效预防RFS发生，降低RFS致死风险，规范路径图10-3。

定义 —— 是指长期饥饿或营养不良的患者，在再次喂养时出现了磷、钾和或镁的1种或1种以上的水平降低，或维生素$B_1$缺乏的电解质和液体平衡紊乱，以及由龇产生的一系列呼吸、循环、神经等系统功能障碍甚至死亡的综合征。

评估 —— 采用风险评估表（见表10-2）进行RFS风险筛查

预防与护理 ——
1.识别RFS高风险患者，并选择适宜的风险评估表进行评估（见表10-2）。

2.有RFS风险者在开始营养支持前预防性补充电解质、维生素$B_1$和矿物质。

3.根据RPS风险分级标准，个体化补给热量。从低热量目标开始予以序贯营养支持治疗，并在5~10天内缓慢增加到全部热量。体液摄入量遵循风险分级标准给予补充，注意每日监测体重。

4.在营养治疗开始后前10天，每日补充维生素$B_1$ 200~300mg，同时配合补充复合维生素。

5.因磷酸盐会导致血管内沉淀，禁止给高钙血症患者使用磷酸盐。

6.患者存在缺铁情况时，在再喂养开始7天内不要补充铁剂制品。

7.一旦发生RFS，临床护士应立即减少或停止营养治疗，严密观察症状和体征，纠正电解质紊乱并补充维生素$B_1$，同时进行对症支持治疗。

8.做好心电监测，及时发现恶性心律失常，配合医生及时抢救。

9.临床护士做好RFS患者及家属健康教育，向其解释治疗理由及对预后影响，以取得他们对治疗的理解与支持。

图10-3 再喂养综合征管理流程图

第十一章

# 恶病质营养治疗

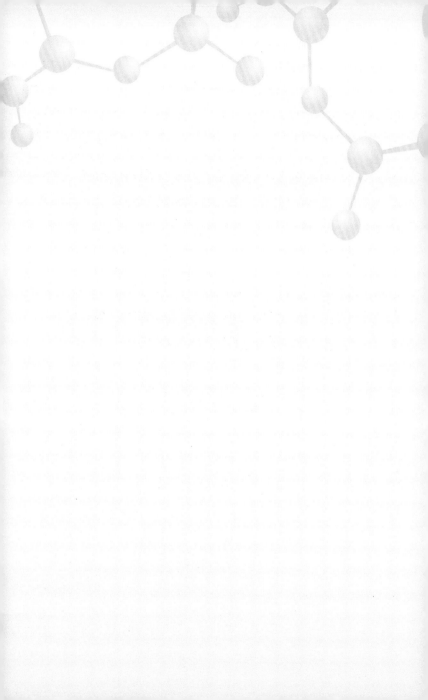

# 一、背景

恶病质（cachexia）是一种与慢性病相关的营养不良性疾病，常伴非特异性炎症，是营养不良的特殊形式。恶病质目前较为公认的定义是：以持续性骨骼肌消耗为特征，伴或不伴脂肪组织丢失，常规营养治疗不能完全缓解，最终可导致进展性功能损伤的多因素综合征。恶病质常伴发于多种慢性疾病，包括恶性肿瘤。与单纯营养不良不同，恶病质也与代谢异常有关。其中，肿瘤恶病质（cancer cachexia）发病率高，是各种晚期性肿瘤一种常见的并发症，肿瘤相关基因的过度表达导致分解代谢的介质增加，同时肿瘤引发的炎症可产生促炎细胞因子。肿瘤恶病质患者代谢异常的主要特点：能量消耗增加、蛋白质和/或脂肪分解增加和蛋白质合成减少等，主要机制包括改变可能涉及神经-内分泌激素失调、炎症及炎症因子、特殊代谢因子和蛋白水解诱导因子等。它以骨骼、内脏的肌肉消耗为特征，伴食欲减退、厌食、饱胀感、体重下降、肌肉萎缩、乏力、贫血、水肿、低蛋白血症等多种临床表现。60%~80%的肿瘤患者可能出现恶病质，约20%死于恶病质。因此，肿瘤恶病质的准确诊断和有效干预措施对晚期癌症患者的长期生存具有重要意义。

## 二、证据

### （一）筛查与诊断

#### 1.筛查

早期恶病质筛查对于肿瘤患者营养状态的逆转和生存期的改善均至关重要。本指南参照欧洲进展期肿瘤患者实用恶病质指南，推荐筛查方法及其内容如表11-1。

一项前瞻性研究显示，基于肿瘤类型（低危：乳腺癌、淋巴瘤、白血病；高危：胰腺癌和胃癌；中危：其他癌症）、食欲减退等信息，可提高对恶病质预测的准确性。在体重无下降或体重下降很少（<3%）的患者中尤其重要。基于这些预测信息，患者恶病质可分为五个不同的发展风险水平（风险1级别：体重下降<3%，低危肿瘤类型，并无/少食欲下降；风险2级别：<3%体重下降，低危肿瘤类型和相当/严重食欲下降，或中危肿瘤类型和无/少食欲下降；风险3级别：<3%体重下降，中风险肿瘤类型，以及相当/严重食欲下降；风险4级别：高危肿瘤类型；风险5级别：体重下降3%~5%）。如处于风险1级别，则不太可能发生恶病质，而风险3级别为或以上的患者，发生恶病质的风险很高。因此，临床

医生可参考风险级别密切跟踪患者恶病质的发展，及时诊断并早期进行充分的干预。此风险分级仍待在临床实践验证其有效性。

表11-1 恶病质筛查

| 方法 | 内容 |
|---|---|
| 主观症状 | 食欲减退、早饱、恶心、呕吐、味觉及嗅觉异常、其他胃肠道症状、虚弱、疾病相关心理负担等 |
| 病史 | 体重变化、体重减轻的速度、目前摄食量是平常摄食量的百分数 |
| 临床检查 | 检查口腔、腹部、水肿、体重及自我感受体力状况 |
| 实验室检查 | CRP、血糖、睾酮 |
| 活动监测 | 体力状态（ECOG PS 或 KPS）、握力测定等 |
| 人体成分 | 体重、BMI、体脂肪率、体脂肪量、肌肉量、身体总水分、细胞外液、细胞内细胞外液比等（筛查方法可选择横断层面成像[CT 或 MRI]、DEXA、人体测量[上臂中点肌肉面积]、BIA 等） |

2.诊断标准

肿瘤恶病质诊断标准为：①无节食条件下，6个月内体重减轻>5%；②身体质量指数（body mass index，BMI）<20kg/m²（欧美人）、BMI<18.5kg/m²（中国人）和6个月内体重减轻>2%；③四肢骨骼肌指数符合肌肉减少症标准（男性<7.26kg/m²，女性<5.45kg/m²）和任何程

度的体重减轻>2%（采用欧洲姑息治疗研究协会标准）；④均需伴有摄食减少/系统性炎症。

郭澄等采用血清和尿液代谢组学分析差异代谢物，构建了一个肿瘤恶病质即时诊断数学方程：$Log（P）=-400.53-481.88×log（肌酐）-239.02×log（亮氨酸）+383.92×log（乙酸苯酯）$。此方程评估值≥544诊断为恶病质，275~544为恶病质前期，<275无恶病质，曲线下面积高达0.991，约登指数为0.895，准确率达94.64%。但此检测目前难以普及，可酌情参考应用，其可行性有待临床验证。

（二）分类和分期

根据病因，恶病质可分为两类：①原发性恶病质：直接由肿瘤引起；②继发性恶病质：由营养不良或基础疾病导致。恶病质可被早期发现，并可有效干预，当其发展到晚期，则控瘤治疗及营养治疗均很难见效。因此，对恶病质进行分期很重要。按照病程，将肿瘤恶病质分为三期：恶病质前期、恶病质期、恶病质难治期。

①恶病质前期：表现为厌食和代谢改变，6个月内无意识体重减轻≤5%。②恶病质期：6个月内无意识体重减轻>5%（排除单纯饥饿）；或BMI<20kg/m²（中国

人为 BMI<18.5kg/m²），6 个月内体重减轻 >2%；或四肢骨骼肌指数符合肌肉减少症诊断标准（男性<7.26kg/m²；女性<5.45kg/m²），同时体重减轻大于 2%；常有摄食减少或系统性炎症。③恶病质难治期/顽固性恶病质期：肿瘤持续进展，对治疗无反应；分解代谢活跃，体重持续丢失无法纠正。必须指出，对难治性恶病质的诊断标准尚无共识。

于世英等提出了恶病质分期评分（cachexia staging score，CSS），其临床区分能力更强，预后预测更准，操作更为简便，但其准确性仍需临床中验证。CCS 累计得分：0~2 分，无恶病质；3~4 分，恶病质前期；5~8 分，恶病质期；9~12 分，恶病质难治期（表 11-2）。

表 11-2 恶病质分期评分表

| 参数 | 评价标准 | 得分 |
|---|---|---|
| 6 个月内体重减轻 | 体重稳定或增加 | 0 |
| | 体重减轻≤5% | 1 |
| | 5%<体重减轻≤15% | 2 |
| | 体重减轻 >15% | 3 |
| SARC-F | 0 分 | 0 |
| | 1~3 分 | 1 |
| | 4~6 分 | 2 |
| | 7~10 分 | 3 |

续表

| 参数 | 评价标准 | 得分 |
|---|---|---|
| ECOG PS | 0分 | 0 |
| | 1~2分 | 1 |
| | 3~4分 | 2 |
| 食欲下降(0-10分) | 0~3分 | 0 |
| | 4~6分 | 1 |
| | 7~10分 | 2 |
| 实验室检查异常：<br>①WBC > 10×10$^9$<br>②Alb<35g/L<br>③Hb 小于120g/L（男）或110g/L（女） | 全部正常 | 0 |
| | 1项异常 | 1 |
| | 超过1项异常 | 2 |

注：SARC-F，the questionnaire strength，assistance with walking，rising from chair，climbing stairs and falls，力量、行走、起身、爬楼及跌倒问卷；Alb，albumin，白蛋白；ECOG PS，Eastern cooperative oncology group performance status，东部肿瘤协作组体能状况评分；Hb，haemoglobin，血红蛋白；WBC，white blood cell，白细胞。

此外，其他恶病质分期工具在不断探索中。恶病质评分（cachexia score，CASCO）已被提出可作为肿瘤恶病质患者分期的可能有效工具，其评分包括5个部分：①体重减轻和组成成分；②炎症/代谢紊乱/免疫抑制；③体能状态；④厌食；⑤生活质量。Argilés 等为显示CASCO的度量特性，根据统计学方法得到的结果分成了三组不同的恶病质肿瘤患者：轻度恶病质（15≤×≤28）、中度恶病质（29≤×≤46）和重度恶病质（47≤×≤100）。研究还提出了CASCO的简化版本MiniCASCO（MCAS-CO），有助于更简易、有效地进行恶病质分期。CASCO和MCASCO为肿瘤恶病质患者的定量分期提供了一种新工具，与以往的分类相比具有明显优势。尽管目前尚无足够证据证明CASCO的敏感性和特异性，但它在肿瘤患者的有效性评估中得分很高，能定量地对恶病质进行分期。但今后还需更多的研究来验证其在恶病质人群或普通人群中的有效性。

（三）肿瘤恶病质评估

在诊断恶病质后，进行营养干预前，还需进一步评估以下三个方面：体重减轻（包括肌肉质量及肌力）、摄入量（包括厌食情况）及炎症状态，而后才可针对性地进行治疗。

本指南推荐患者主观整体评估（PG-SGA）作为恶病质患者的营养评估工具量表，在INSCOC进行的多中心研究中发现改良的主观整体评估（modified patient-generated subjective global assessment，mPG-SGA）在明显简化了操作的情况下，保持了相近的预测效果，在未来可能可以作为替代PG-SGA作为更容易推广使用的评估工具量表。推荐厌食恶病质问卷（the functional assessment of anorexia-cachexia therapy，FAACT）作为厌食症/恶病质治疗的功能性评估。针对评估过程中患者体重下降可能存在偏倚的问题，INSCOC项目组通过12774名肿瘤患者的数据资料，利用机器学习开发了一种可以不需要患者回忆体重减轻的恶病质评价工具，可以帮助医生在没有体重减轻信息的肿瘤患者中识别恶病质，这可能会改善决策，实现新颖的管理策略的制定。

作为恶病质的特征之一，肿瘤患者的肌肉减少应动态监测。在评估肌肉减少时，横断面成像技术，双能X线吸收法扫描、人体成分分析和其他手段可考虑用于肿瘤恶病质患者。CT成像是一种较为理想的恶病质评估工具，已较多应用于临床研究，但考虑其费用及实施程度，目前作为临床实践标准手段的应用尚为局限。人体成分分析由于其精准度高、无创、经济的优势可能作为临床实践中恶病质评估的有力工具。INSCOC项目通过多中心的研究发现，在无法进行相关仪器评估时，握力可以作为一项有效的肌肉评价指标，能够有效地预测合并恶病质的肿瘤患者的1年生存期。

全身炎症可能是恶病质发生和发展的重要因素，同时全身的炎症状态也进一步加重了肿瘤患者免疫功能的抑制和疾病的进展，使得常规药物和营养支持难以有效纠正恶病质。因此，炎症指标是评估恶病质严重程度非常重要的工具，INSCOC项目组开展了一系列工作，证实了NLR（neutrophil-to-lymphocyte ratio）为代表的炎症指标可以作为合并恶病质的肿瘤患者预后评价的指标，未来对于相关炎症指标进一步地分析和整合，可能有助于更加全面地认识和评估恶病质。

（四）营养干预

从临床结局看，营养干预可提高恶病质患者生活质量，甚至延长生存期。在难治性恶病质期，营养干预可能无法完全逆转其体重减轻及代谢异常，且要考虑营养干预带来的风险和负担可能超过其潜在益处，但适当的营养摄入仍可能改善患者生活质量，并给患者及家属带来心理安慰。另外，对难治性恶病质的识别有助于患者得到临终关怀团队的帮助。恶病质营养干预的最终目标是逆转患者体重减轻和肌肉丢失，而对难治性恶病质患者则主要是减轻恶病质相关症状、提高整体生活质量。

1.饮食咨询

由专业营养师（配合临床医师）进行密切随访（包括关注营养状况、营养咨询和饮食指导）可能提高患者生活质量，改善患者预后。经过营养咨询和饮食指导后增加能量和蛋白质的摄入能改善肿瘤患者的营养状况，与未咨询或标准营养建议比，个体化饮食咨询对营养状况和生活质量会产生有益影响。由专业营养师为食欲减退和/或体重下降的晚期肿瘤患者进行评估和咨询，为患者及家属提供实用和安全的营养建议，提供关于摄入高蛋白、高热量、高营养型食物的指导，以及纠正不良饮食习惯。密切的营养随访、营养咨询和对患者的营养教育是预防肿瘤恶病质的重要措施。

2.肠内营养

肠内营养是经胃肠道提供代谢需要的营养物质及其他各种营养素的营养支持方式，途径包括口服及管饲，口服营养补充比单纯的饮食建议更有效地改善生活质量和营养摄入。管饲主要有鼻胃管、鼻肠管、经皮内镜下胃造瘘置管和经皮内镜下胃空肠造瘘置管等。欧洲癌症恶病质临床治疗指南推荐首选肠内营养从而提高或维持营养状况：摄入不足导致的体重减轻；预计7天不能进食；超过10天进食量不足每日推荐量60%。另外，对无法治愈的患者，在患者同意前提下，建议给予肠内营养以减轻症状，提高生活质量。但当存在系统性炎症时，单纯通过肠内营养恢复体重比较困难。肠内营养对部分恶病质患者是有效的。对晚期肿瘤患者，单纯营养干预不能带来生存获益。

3.肠外营养

有营养不良的肿瘤患者，在行控瘤治疗的同时，如果无法实施肠内营养，建议给予全肠外营养或补充性肠外营养。短期肠外营养可针对性地提供给部分患者，例如患有可逆性肠梗阻、短肠综合征或其他导致吸收不良的患者。在避免再喂养综合征情况下，补充性肠外营养可能使患者获益。

（五）营养素的应用

总体能量推荐　建议肿瘤患者的能量摄入为25~30kcal/（kg·d），卧床患者为20~25kcal/（kg·d），蛋白质的摄入量为1.8~2.0g/（kg·d）。肿瘤恶病质患者表现为低摄入量及代谢异常，需要增加能量及营养素摄入以纠正能量及蛋白质的负平衡。具有代谢、炎症调节作用的免疫营养素等在恶病质治疗中进行了探索，具体如下：

1.ω-3脂肪酸

炎症反应促进恶病质的发生发展，尤其在体重减轻的肿瘤患者，炎症进程非常强烈，炎症状态所介导的高分解代谢大量消耗患者摄入的营养物质。具有抗炎效应的ω-3多不饱和脂肪酸，包括二十碳五烯酸和二十二碳六烯酸，在恶病质中的作用受到关注。一项研究评估了口服营养干预是否对接受放化疗的肿瘤患者的一系列营养和临床结果产生影响，结果表明，营养干预对体重有正性影响，其中ω-3脂肪酸的补充使患者体重增加了大约2kg。对恶病质患者，富含ω-3 PUFA的膳食、肠内或PN制剂可能是有益的，在保证总能量摄入情况下可能更加有效，但目前尚无足够证据推荐其在恶病质肿瘤患者中的应用，不过未在膳食补充剂的应用过程中发现严重不良反应。

2.支链氨基酸

支链氨基酸（branched chain amino acid，BCAA）可抑制蛋白分解，促进蛋白合成，具有改善食欲减低的效果。Hunter DC等对9例腹腔内转移性腺癌患者分别先后给予普通全肠外营养（含BCAA 19%）或富含BCAA的全肠外营养（BCAA 50%），结果显示富BCAA组患者酪氨酸氧化下降（提示蛋白质利用改善）、蛋白质及白蛋白合成增加，表明BCAA对肿瘤恶病质有明显正效应。但目前补充BCAA改善肿瘤恶病质患者的营养状况尚缺乏足够的临床研究证据。

3.L-谷氨酰胺

研究报道，应用谷氨酰胺可增强危重患者机体的免疫功能，加强肠道免疫屏障，减少机体蛋白质的消耗。含有L-谷氨酰胺的营养制剂对恶病质患者可能有益，但作用尚不确切。

4.β-羟基-β-甲基丁酸

亮氨酸代谢产物β-羟基-β-甲基丁酸（β-hydroxy β-methylbutyrate，HMB）是一种很有益处的药理营养素，在增加运动性能、减少运动相关的肌肉损伤以及保持和增加肌肉质量方面发挥积极作用。补充HMB对肿瘤患者的肌肉质量和功能会产生有益影响。单独使用HMB或与其他药物和/或营养素联用可能是预防肿瘤恶病质患者肌肉组织减少的安全有效方法，但仍需要更大临床研究确认单用HMB在肿瘤恶病质患者中的有效性。

5.维生素、矿物质和其他膳食补充剂

维生素和矿物质的供应量应大致等于膳食营养参考摄入量中的推荐摄入量，在无特殊需要情况下不鼓励使用高剂量的微量营养素。

（六）药物干预

应用药物治疗前应谨慎评估患者有否用药禁忌证，整合评定药物治疗对患者的获益与风险比。目前中国和美国FDA尚未批准任何药物用于肿瘤恶病质治疗。

1.孕激素类似物

孕激素类药物可抑制炎性因子，增加中枢神经肽γ的量，能增加患者食欲及进食量、增加体重，改善营养指标。醋酸甲地孕酮（megestrol acetate，MA）是一种人工合成、具有口服活性的孕激素衍生物。肿瘤患者服用MA可能改善食欲和生活质量。然而，有研究者表示与使用MA相关的体重增加主要是脂肪组织而不是骨骼肌的增加。此外，MA会增加血栓栓塞、水肿和肾上腺功能抑制的风险。另外，有研究显示MA与其他药物（沙利度胺、L-左旋肉碱以及二十碳五烯酸）联合治疗肿瘤恶病质可能有更好作用，或许是一种更有效的疗法。

2.奥氮平及米氮平

有研究发现，与单药MA相比，接受奥氮平和MA的晚期胃肠道肿瘤或肺癌患者的体重增加，食欲和生活质量都有所改善。然而，2021年发表的一项随机双盲的临床研究，提示米氮平相对于安慰剂没有改善肿瘤患者的恶病质症状，因此，还需更多临床证据来推荐奥氮平或米氮平作为肿瘤恶病质的常规治疗药物。

3.阿那莫林

生长激素释放肽（ghrelin）是含有28个氨基酸的肽激素，主要由胃底的泌酸腺分泌。Ghrelin可增加健康人的食欲和卡路里摄入量，Ghrelin与其受体GHS-R1a结合，促进垂体释放生长激素，从而增强食欲。阿那莫林（anamorelin）是一种选择性GHS-R1a激动剂，已成为肿瘤恶病质靶向治疗的研究热点，也是迄今为止评估最严格的恶病质治疗药物。ROMANA3是针对两个Ⅲ期双盲研究的安全性扩展研究，评估阿莫瑞林在晚期NSCLC恶病质患者中的安全性和有效性。结果显示，阿莫瑞林可增加患者体重并缓解厌食等症状。现有证据表明，阿莫瑞林能够增加瘦体重，但不能改善握力。

4.糖皮质激素

糖皮质激素也能改善食欲，其程度与MA相似。若干研究发现应用皮质类固醇可改善食欲，但不总能达到统计学上的显著性，同时缺乏足够证据来推荐某种最有效的皮质类固醇药物、剂量和治疗持续时间。此外，一项多中心研究表明，可通过姑息性表现量表、嗜睡和厌食基线程度来预测糖皮质激素治疗晚期肿瘤患者厌食症的疗效。然而，长期使用糖皮质激素的任何营养优势都会因其不良反应（如肌肉萎缩和免疫抑制）的风险而被否定。晚期患者可作为潜在的糖皮质激素干预对象，因为其对于终末期肿瘤的积极药理学效应可能超过不良反应的风险。因此，作为食欲刺激剂应用时，糖皮质激素通常仅限于预期寿命为几周至几个月的患者。

5.大麻类

医用大麻治疗肿瘤恶病质的作用尚不清楚。一项纳入289例患者的Ⅲ期多中心随机双盲对照临床试验表明，和安慰剂相比，口服大麻提取物和δ-9-四氢大麻酚在改善晚期肿瘤患者的食欲和生活质量方面并无显著差异。近年来，一项小样本研究显示，每天服用大麻胶囊的患者，能在一定程度上改善食欲和情绪，减轻疼痛和疲劳感，但未达到显著性差异，尽管其中有17.6%（3/17）的患者体重增加≥10%。基于目前研究，大麻素用于治疗肿瘤相关恶病质厌食综合征的证据仍不确切。也缺乏使用大麻对肿瘤患者食欲或恶病质影响的可靠证据，因此不建议常规使用医用大麻作为食欲刺激剂。

6.雄激素或选择性雄激素受体调节剂

一项双盲、安慰剂对照的随机临床试验在28名患者中评估了每周注射1次睾酮庚酸酯对恶病质的作用，结果显示安慰剂组的体重减轻和瘦体重降低明显更多，而雄激素组的身体机能得到改善。但目前尚无足够一致的临床证据推荐使用雄激素及选择性雄激素受体调节剂来增加肌肉质量。

7.非甾体抗炎药

许多非甾体抗炎药已单独或与其他药物联用于与治疗肿瘤恶病质相关各种疾病状况研究，如布洛芬、环氧化酶-2抑制剂及吲哚美辛等。塞来昔布被证实可通过抑制体内C反应蛋白活跃程度，增加患者体质量和瘦体质量，在肿瘤恶病质治疗中效果较好。然而，目前的研究证据不足以推荐非甾体抗炎药用于治疗临床试验外的肿瘤恶病质患者。

8.沙利度胺

沙利度胺作用于人体免疫系统，能对肿瘤起抵抗效果，还能降低导致人体厌食的炎症因子的活跃程度。抑制TNF-α和IL-6的产生，从而调节免疫系统并起到抗炎效果。但截至目前，尚无没有足够证据支持或反对使用沙利度胺治疗肿瘤恶病质。

**9.左旋肉碱**

左旋肉碱不仅能增加肌肉质量，还可改善体能。在一项随机Ⅲ期临床试验中，左旋肉碱治疗有效提高了肿瘤恶病质患者格拉斯哥预后评分以及ECOG评分。Cruciani RA等在27例左旋肉碱缺乏的进展期肿瘤患者中发现，添加左旋肉碱可改善肿瘤患者的疲倦感、睡眠和抑郁症状。含有肉碱的营养制剂对改善恶病质患者的肌肉减少可能有益，但仍缺乏高质量证据来确定补充肉碱作为恶病质的治疗策略。

**10.中医药辅助治疗**

现阶段，国内中医对肿瘤恶病质的临床研究主要围绕在营养补充或联合孕激素的基础上加或不加中药开展。何林巧等在一项小规模随机对照研究中发现扶正口服液可增加肿瘤恶病质患者的体重、进食量，提高KPS评分，且可提高血红蛋白及血清白蛋白量；苏雅等发现以中药八珍汤为基础辨证治疗肿瘤恶病质有助于增加体重，改善患者生活质量，从而延长生存期；宋娜等研究发现在改善患者中医证候积分方面，无论在短期疗效还是长期疗效中，调胃醒脾方在改善患者中医证候积分方面，对纳差、腹胀症状的改善均优于醋酸甲地孕酮。目前。中医药治疗恶病质的报道逐渐增加，但大多规模较小，且方剂剂型不尽相同，未来仍需深入研究中医药在恶病质治疗中的作用。基于现有研究结果与临床实践经验，不可否认，中医药治疗对肿瘤恶病质具有一定积极作用。

（七）其他干预

1.病因治疗

治疗肿瘤恶病质的根本是控制肿瘤；对持续进展患者，需慎重考虑是否采用姑息控瘤治疗药，不推荐为减轻恶病质而进行抗肿瘤治疗。

2.体力锻炼

一项关于运动与恶病质的横断面临床研究表明，爬楼梯力和上半身肌力可作为肿瘤恶病质患者功能损害的鉴别指标。运动通过调节细胞因子的表达，并可能与激素整合协同作用，从而改善力量、肌肉功能和生活质量。运动可增加胰岛素敏感性，提高蛋白合成效率，降低炎症反应，提高免疫反应。在小规模试验中，抗阻运动与睾酮联用对老年性恶病质的合成代谢作用比单独干预更大。因此，运动联合营养干预或其他干预模式可能成为治疗恶病质的有效手段，有望成为多学科整合治疗

（MDT to HIM）的重要组成部分。

3.心理社会干预

肿瘤恶病质患者常存在负性心理社会效应。一项针对晚期肿瘤患者体重和饮食相关痛苦的心理社会干预的分组随机试验表明，采用麦克米伦方法进行心理社会干预，可减缓晚期肿瘤患者的体重减轻、厌食等恶病质综合征症状。另有研究提示，无论是头颈癌、肺癌、胃肠道癌、乳腺癌、睾丸癌或卵巢癌患者，治疗期间应用心理教育，可增强饮食相关的自我管理能力，从而降低恶性肿瘤放化疗期间的营养风险。心理社会支持作为多学科整合治疗（MDT to HIM）的一部分，有可能缓解患者痛苦和家庭冲突，为患者提供心理支持，减少社会孤立并鼓励患者坚持治疗。

三、推荐意见

（1）对肿瘤恶病质患者要明确诊断并分期及分级，才有益于患者的控瘤治疗和营养治疗。

（2）对肿瘤恶病质患者进行营养评估，推荐PG-SGA作为其评估方法。

（3）加强营养随访、营养咨询和对患者的营养教育是预防肿瘤恶病质的重要措施。

（4）肿瘤恶病质患者不能摄入足够食物满足营养需求时，建议补充营养剂，以ONS为首选。

（5）当肿瘤恶病质患者饮食调整及ONS总能量摄入不及标准量的60%达到7天时，建议在不能增加进食相关痛苦前提下选择管饲EN。

（6）对肠功能衰竭和预计生存期超过2个月，且营养不良可导致生存期缩短的肿瘤恶病质患者，推荐应用PN。

（7）肿瘤恶病质患者在饮食、ONS或管饲EN不足情况下，推荐给予SPN。

（8）进展期肿瘤恶病质患者选择PN，要注重个体化并充分认识可能的并发症风险。

（9）肿瘤恶病质患者表现为低摄入量以代谢异常，均能导致蛋白及能量负平衡，需要增加能量及营养素摄入以纠正能量及蛋白质的负平衡。

（10）推荐增加蛋白质摄入，支持BCAA的证据目前尚不充分。

（11）对肿瘤恶病质患者，富含 $\omega$-3 PUFA 的膳食、肠内或PN制剂可能有益，在保证总能量摄入情况下可能更加有效，但仍无足够证据推荐其在恶病质肿瘤患者中应用，但在膳食补充剂的应用过程中也未发现严重不良反应。

（12）肿瘤恶病质药物治疗要在临床医生建议下实施，包括促进食欲和胃动力的药物、甾体激素、非甾体类抗炎药，但须考虑可能的不良反应。

（13）对各期肿瘤恶病质患者，除营养治疗外的非药物治疗，推荐鼓励适当锻炼、心理干预等。

（14）改善肿瘤恶病质需要多学科整合治疗即MDT to HIM的方式和更早开始的干预。

（15）治疗肿瘤恶病质的最佳方法是控制肿瘤。对持续进展患者，需慎重考虑是否采用姑息控瘤治疗，不推荐为减轻恶病质而行控瘤治疗。

（16）肿瘤恶病质的预防：进展期肿瘤患者，无论恶病质前期或恶病质期的高危人群，均应进行营养、药物及非药物治疗，包括通过营养咨询、营养教育等预防营养不良，以及治疗引起营养不良的原发疾病。

四、小结

针对恶病质前期或恶病质期的高危人群，早期识别、积极预防和及时干预是逆转恶病质潜在严重不良后果的重要手段；对难治性恶病质期患者，即使进行积极有效治疗，其体重减轻及代谢异常可能无法完全逆转，应尽力稳定恶病质，减轻相关症状，防止或延缓恶病质进一步发展，提高整体生活质量。随着对恶性肿瘤、恶病质、生物标记物和人体成分变化的了解不断加深，治疗肿瘤恶病质的最佳方法可能涉及整合策略，包括药物干预、营养干预、运动指导和心理干预。在整合医学理念指导下，多学科整合诊疗即 MDT to HIM 领导下的整合治疗是肿瘤恶病质的最佳治疗模式（图11-1）。

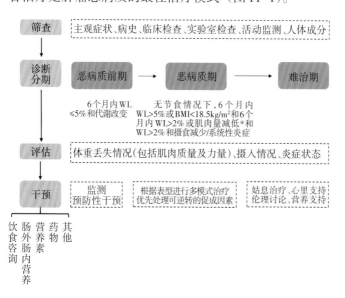

图11-1　恶病质诊治流程图

注：*肌肉质量减低指四肢骨骼肌指数符合肌肉减少症诊断标准（男性<7.26kg/m²；女性<5.45kg/m²）；BMI，body mass index，身体质量指数；WL，weight loss，体重减低。

第十二章

肌肉减少症的营养治疗

## 一、背景

1989年，Irwin Rosenberg首次提出肌肉减少症（sarcopenia）的概念，用以描述年龄相关的肌肉减少。此后定义随着对其认识的加深不断变化。2010年欧洲老人肌肉减少症工作组（European Working Group on Sarcopenia in Older People，EWGSOP）首次系统阐释sarcopenia为：一种可能增加跌倒、骨折、身体残疾、死亡等不良后果的进行性、全身性骨骼肌疾病。2018年EWGSOP更新的诊断标准强调以肌肉力量减低为关键特征，检测肌肉数量减少和质量减低可确立肌肉减少症的诊断，如有躯体活动能力（physical performance）下降则为严重肌肉减少症（severe sarcopenia）。

癌症相关性肌肉减少症（cancer-related sarcopenia，CRS）定义为由于肿瘤或肿瘤治疗相关因素所致的肌肉减少症。肿瘤细胞发生代谢重编程，能量代谢、糖代谢、蛋白质/氨基酸代谢和脂代谢均出现明显异常；肿瘤慢性炎症状态和急性炎症加剧消耗；肿瘤和肿瘤治疗相关的症状，如恶心、疼痛、吞咽困难、口腔炎等导致营养素摄入不足，加重代谢紊乱。CRS病因明确，肿瘤治疗应作为基础，同时关注整体营养状态、肌肉功能及代谢水平，积极给予营养支持治疗改善或纠正肌肉减少症的状态。合并肌肉减少症的肿瘤患者对肿瘤治疗应答不佳、耐受性差、死亡风险增加。文献报告肌肉减少症导致化疗相关毒性风险增加 0.6~12.5 倍，死亡风险比（hazard ratio，HR）1.11~4.20。一项纳入 26 项研究的 Meta 分析报告，合并肌肉减少症的肿瘤患者接受免疫检查点抑制剂（immune check point inhibitors）治疗的总体生存期（overall survival，OS）（HR=1.55，95% CI 1.32‑1.82）和无进展生存期（progression free survival，PFS）（HR=1.61，95% CI 1.35‑1.93）更短。

考虑到 CRS 病因难以完全去除，需要格外注意对"可能肌肉减少症（possible sarcopenia）"进行早期生活方式干预和随访。此外，对确诊 CRS 的患者应进行不良事件风险评估，包括衰弱、跌倒、失能风险等，并建议进行多模式管理（multimodal care）。肌肉减少症的多模式管理由临床肿瘤、姑息治疗、临床护理、临床营养、康复医学、心理学等多学科整合诊治即 MDT to HIM 团队组成，与患者及其家人共同协作，通过营养、运动、药物治疗等措施，实现恢复肌肉力量、逆转肌肉数量减少和质量减低、保证躯体活动能力、减少和避免不良事件发生的目的。

## 二、证据

### （一）筛查

在临床实践中，对所有癌症患者都应该进行肌肉减少症筛查，特别是年龄≥60岁的老年患者、报告肌肉减少相关症状（跌倒、衰弱、步速缓慢、起坐困难）的患者和存在肌肉减少相关体征（体重减轻、肌肉减少）的患者。"指环试验（finger-ring test）"通常作为肌肉减少症初筛和自评的方法，即受检者本人将双手的大拇指和食指合为一个环，环绕小腿最粗处，如果小腿围（calf circumference，CC）细于指环，说明CC偏低，且有肌肉减少症的风险。筛查工具推荐SARC-F（肌肉力量Strength、辅助行走Assistance in walking、起立Rise from a chair、爬楼梯Climb stairs -跌倒Falls）或SARC-CalF（SARC-F联合小腿围），其中小腿围界值：男性<34cm，女性<33cm，SARC-F总分≥4分/SARC-CalF总分≥11分为筛查阳性。

### （二）评估和诊断方法

CRS需要从肌力、肌量和躯体活动能力3个方面进行评估和诊断，具体操作方法参见本书第二章。

1.肌力评估

握力（hand grip strength，HGS）是常用、简便且成本低廉的测量肌力的方法，被临床研究广泛采用，用于检测肌力与临床结局的相关性及干预效果。两项基于INSCOC数据库的研究显示，低握力的肿瘤患者死亡风险显著升高。握力可以用体重进行矫正，Yin L等研究报告联合小腿围和体重矫正的握力判断肿瘤患者的肌肉减少，能独立预测肺癌患者的生存。呼吸峰值流速（peak expiratory flow，PEF）又称最大呼气流量，是指测定肺活量过程中，气体从肺部通过口腔用力呼出达最快时的瞬间流速。PradoCM等的研究认为PEF能够反映肌力，联合生物电阻抗分析法（bioelectrical impedance analysis，BIA）（反映肌量）和常态步速（usual gait speed）（反映躯体活动能力）能全面诊断肌肉减少症。

2.肌量评估

围度测量和人体成分分析是评价机体骨骼肌肌量的两种方式。

（1）围度测量

围度测量包括上臂肌围和小腿肌围。小腿肌围反映下肢骨骼肌量，需通过测量小腿围和小腿皮褶厚度，经过相应计算得到，但目前大量研究集中于CC测量，少有文献报道小腿围皮褶厚度测量，也缺乏相应计算公式。Yin L等研究报告用CC代表肌肉量区分的3组肺癌患者：营养状况正常、中度营养不良和重度营养不良组的中位生存时间差异具统计显著性（$P<0.001$），提示CC可以反映营养状况。上臂肌围（cm）的计算公式为上臂围（cm）−3.14×三头肌皮褶厚度（cm）。

（2）人体成分分析

通过人体成分分析获得骨骼肌肌量主要包括以下检测手段：计算机断层扫描（computered tomography，CT）、磁共振成像（magnetic resonance imaging，MRI）、双能X线吸收法（dual-energy X-ray absorption，DXA）、BIA以及B超。EWGSOP2共识推荐的工具包括CT、DXA和BIA。AWGS 2019推荐使用DXA或多频BIA。

①DXA：DXA已是常规的人体成分检测手段。DXA可以测量全身各处的骨骼肌量，其缺点主要是辐射暴露、费用高和设备限制，因此开发出替代DXA的工具方便临床应用。AWGS 2019推荐的DXA测量骨骼肌量诊断肌肉减少症的参数为四肢骨骼肌指数（appendicular skeletal muscle，ASM），其临界值为：男性<7.0kg/m$^2$，

女性<5.4kg/m²。美国国立卫生院（US Foundation for the National Institutes of Health，FNIH）推荐的DXA测量骨骼肌量诊断肌肉减少症的参数为BMI校正的四肢骨骼肌量，即ASM/BMI，其临界值为：男性<0.789kg/BMI，女性<0.512kg/BMI。

②CT：CT是人体成分分析的"金标准"之一。测量第三腰椎水平（$L_3$）的骨骼肌质量指数（skeletal muscle mass index，SMI）可作为诊断肌肉减少症的依据，计算公式为骨骼肌面积（cm²）/身高的平方（m²）。目前国际上尚无统一的肌肉减少症$L_3$ SMI临界值标准。Prado M等采用$L_3$ SMI代表肌肉量用于肌肉减少性肥胖的联合诊断指标。国内余震团队提出CRS $L_3$ SMI临界值：男性40.8cm²/m²，女性34.9cm²/m²，该标准目前已被国内外的研究广泛引用或应用。肌肉减少症诊断的临界值受种族和疾病的影响，未来需要更多高质量大样本的研究来提出和验证不同人群肌肉减少症诊断临界值及其可靠性。

③BIA：BIA因其无创、费用低廉和操作简单等优点临床应用日益广泛。BIA直接测量人体的容抗和阻抗，通过计算得出人体各部位的肌肉量。然而，大部分BIA

算法假定人体水合因素恒定，因此对BMI严重异常者（<16kg/m² 或>34kg/m²）、水肿和透析患者，其测量结果可能不准确；此外，不同型号的仪器算法不同，存在系统误差。也有研究报告相位角和水合指数能够预测癌症相关性肌肉减少症患者的预后。

3.躯体活动能力评估

建议进行肌肉功能性测量，即通过躯体活动能力评估肌肉减少症的严重程度。推荐的体能评估方法包括：简易体能状况量表（short physical performance battery，SPPB）、起立-行走计时测试（timed up and go test，TUG）、400m步行测试和常态步速测试（4m步行速度和6m步行速度）等。

对筛查阳性的患者进一步完成整合评估，至少包括可能导致肌肉减少症的原因、营养状态和躯体功能，明确是否确诊CRS。基于AWGS的诊断标准中纳入的人群背景与我国人群类似，并涵盖了部分中国人群数据，因此推荐中国的CRS诊断标准遵照AWGS 2019标准：①非利手握力（hand grip strength，HGS）男性<28kg，女性<18kg；②6m步行试验<1.0m/s 或 5次起坐试验≥12s 或简易躯体功能评估法（short physical performance battery，SPPB）≤9分；

③ASM：DXA：男性<7.0kg/m²，女性<5.4kg/m²或BIA：男性<7.0kg/m²，女性<5.7kg/m²。满足①+③确诊肌肉减少症，满足①+②+③确诊严重肌肉减少症。

（三）肌肉减少症的治疗

1.生活方式干预

（1）生活习惯

去除诱因、改善病因是预防肌肉减少症的前提。

烟草代谢物导致机体蛋白质合成减少、分解增加，影响肌肉的数量和功能；睡眠时间部分程度反应机体的活动状态、疾病程度和精神状态。一项纳入68项研究98502例社区居住老年人的Meta分析发现吸烟（OR=1.20，95% CI 1.10-1.21）、睡眠时间≥8小时（OR=2.30，95% CI 1.37-3.86）和睡眠时间<6小时（OR=3.32，95% CI 1.86-5.93）均是肌肉减少症的危险因素。因此推荐肿瘤患者戒烟和保持适当的睡眠时间。

长期的酒精摄入会导致肌肉Ⅱ型纤维萎缩，即慢性酒精性肌病，但关于酒精是否会增加肌肉减少症罹患风险的调查研究结论尚无统一。一项纳入13155例老年人的Meta分析发现饮酒并非肌肉减少症的危险因素，按照性别分层分析仍为阴性结果。近期一项大规模Meta分析纳入

422870例参与者，发现在年龄<65岁亚组，饮酒是肌肉减少症的危险因素（OR=2.62，95% CI 1.22-5.62）。对比既往研究报告发现可能原因包括：①对"饮酒"的定义不同，单纯以"是否曾饮酒"区分人群多得出阴性结论，几乎没有研究特意调查"长期大量饮酒"；②随着年龄增加，饮酒量和频率减低；③横断面研究（当前饮酒和当前肌肉减少症）、病例对照研究（既往饮酒和当前肌肉减少症）和队列研究（当前饮酒和随访的肌肉减少症）反映出的因果存在时空差异。尽管研究证据不足，考虑到酒精的致癌作用和肿瘤作为肌肉减少症的病因，本指南仍然推荐戒酒。

（2）运动锻炼

缺乏躯体运动或躯体运动水平下降肌肉减少症的主要原因，肿瘤患者因疾病、治疗和心理因素等长期卧床，缺乏躯体运动。躯体运动可预防肌肉减少症的发生、延缓肌肉量的丢失，亦是有效的治疗手段。运动（锻炼）是一种主动的、以增强体质为目的的躯体活动，其中抗阻运动（resistance exercise）和有氧运动（aerobic exercise）对预防和改善肌肉减少症有效。

两项纳入随机对照试验（randomized clinical trial，RCT）的Meta分析均报告，运动（包括抗阻运动和有氧运动）能增强肌肉力量、提高肌肉质量和肌肉功能。一项纳入22项对照研究包括1041例肌肉减少症患者的Meta分析报告，运动锻炼增加肌肉力量和躯体活动能力，但对肌肉数量的增加无帮助。在前列腺癌患者中开展的一项RCT研究报告，有氧运动和抗阻运动可延缓患者肌肉质量和力量下降的速度，有效对抗抗雄激素疗法对骨骼肌的副作用。Sasso等针对非恶病质的肿瘤患者给出了运动处方：设定运动心率为最大心率50%~75%的运动量为目标，运动频率为每周运动2~3次，每次持续10~60min，时间周期为12~15周。一项Meta分析汇总37项关于肿瘤患者运动干预的研究，得出最广泛应用的方案与上述方案基本一致，即运动频率为每周运动2~3次，关注主要肌群，运动强度为60%~70%的最大重复次数（repetition maximum），包含1~3组8~12次重复。

当然，运动要在保障安全的情况下有效进行，对合并特殊身体状况的患者需在咨询专业医生并在专业人员的指导和监督下安全有效进行运动，确保有效增加肌肉质量的同时避免运动损伤。

2.营养代谢治疗

摄食是获得营养素的主要途径。对可能肌肉减少症

（possible sarcopenia）和肌肉减少症者都应进行营养教育和膳食指导，对有精神心理因素参与的适当给予心理干预。针对中国患者，要特别注意强调避免盲目忌口、食用偏方和保健品等不正确习惯，将规范的营养教育和膳食指导从医院延伸到家庭和社区。研究报告，保证膳食多样性和充足的营养素与肌肉数量、肌肉力量和躯体活动能力相关。对肌肉减少症患者，更应关注重要营养素的摄入，包括蛋白质（氨基酸）、维生素 D 和脂肪酸等。

（1）蛋白质（氨基酸）

增加蛋白质摄入是 CRS 主要的营养干预方式。目前已有小样本 RCT 研究探索蛋白质摄入与 CRS 的关系，发现补充蛋白质的确能够促进肌肉蛋白质合成（muscle protein synthesis，MPS）。关于量效关系亦有探索，Symons 等报告与 30g 蛋白质摄入量相比，90g 蛋白质摄入量未增加肌肉蛋白合成；D'souz 等报告乳清蛋白 10g~40g 梯度范围内存在量效关系。通常认为常规推荐量在 1.0~1.5g/（kg·d）对于维持机体氮平衡有效，伴 CRS 的肿瘤患者推荐总蛋白质摄入量为 1.2~1.5g/（kg·d），同时需注意氨基酸消化率和利用率，要少量多次而非一次大量摄入。研究报告大豆蛋白和乳蛋白都能分解为氨基酸转移至肌肉用于蛋白质合成，其中乳蛋白分解转运速率更高。与酪蛋白相比，摄入乳清蛋白后MPS速率更高，可能与乳清蛋白组血浆支链氨基酸（branched-chain amino acid，BCAA）及亮氨酸水平更高有关。一项纳入9项RCT研究的Meta分析报告，亮氨酸干预组MPS显著增加[标准化均数差（standard mean difference，SMD）1.08，95% CI 0.50-1.67，$P<0.001$），但瘦体重（lean body mass）和腿瘦组织（leg lean mass）无明显变化。一项Meta分析纳入16项RCT研究999例老年受试者，发现亮氨酸干预组体重（平均变化1.02kg，95% CI 0.19-1.85，$P=0.02$）、瘦体重（平均变化0.99kg，95% CI 0.43-1.55，$P=0.0005$）和BMI（平均变化0.33kg/m$^2$，95% CI 0.13-0.53，$P=0.001$）都明显增加，且在肌肉减少症群体中上述作用更为明显。然而Tieland等对8项研究进行Meta分析则报告氨基酸补充剂对瘦体重、腿屈伸力量和握力均无影响。

（2）β-羟基-β-甲基丁酸盐

β-羟基-β-甲基丁酸盐（β-hydroxy-β-methyl butyrate，HMB）是必需氨基酸亮氨酸正常代谢的产物，可减少蛋白质分解和激活雷帕霉素通路促进蛋白质合成，改善负氮平衡。既往研究中HMB补充剂量多为2~3g/d，安全性已得到证实。HMB补充剂可以增加肌肉数量，延缓肿瘤患者卧床期间的肌肉丢失、减轻炎症反应、缩短ICU住院时间、降低死亡率，还可增加Ⅳ期肿瘤患者LBM，并可有效预防晚期肝癌患者索拉非尼相关的手足综合征。在一项纳入32例晚期实体瘤恶病质患者的临床试验中，18例实验组给予补充HMB 3g/d联合精氨酸（arginine，Arg）和谷氨酰胺（glutamine，Gln），14例患者作为对照，发现HMB/Arg/Gln可逆转肿瘤相关的肌肉丢失，表现为4周时实验组患者去脂体重（fat-free mass）增加1.12±0.68kg、体重增加0.95±0.66kg，对照组患者FFM减轻1.34±0.78kg、体重减轻0.26±0.78kg，获益在整个24周的研究中一直存在。

（3）维生素D

已有相对充分证据表明低维生素D水平与肌肉减少症发生密切相关。"Palliative-D" RCT研究纳入530例姑息治疗的肿瘤患者，报告50%肿瘤患者血清维生素D<50nmol/L，且补充维生素D（4000IU/d）12周后86%患者血清维生素D水平升高至>50nmol/L。但关于维生素D干预肌肉减少症临床效果的证据主要来自对原发性肌肉减少症（即年龄相关的肌肉减少症）的研究，在CRS患者中开展的相关研究未见报道。2018年William A. Cuellar等报道的一项RCT研究，对老年人群给予24个月维生素D3（50000 IU/m）补充治疗后，骨骼肌（腹直肌、腹横肌、内斜肌、外斜肌等腹部肌肉）的大小（肌肉收缩后的厚度）和功能与安慰剂组相比均无显著差异。2019年Wang等基于人口横断面研究（n=5012）显示，50岁以上男性人群中，惯用手握力与血清中25羟维生素D浓度显著相关，揭示维生素D对中老年男性骨骼肌功能具有显著影响。2021年Cheng等一项基于9项RCT研究1420例肌肉减少症Meta分析结果，发现补充维生素D与受试者更短的坐起时间（chair-stand time）有关（SMD -1.32，95% CI -1.98~-0.65），但未观察到对步行速度和肌肉数量的影响。一项在前列腺癌恶病质患者中开展的维生素D干预研究，发现4周干预后有37%患者肌肉力量增加。另有一项在晚期乳腺癌患者中开展的I期临床试验报告维生素D补充能够改善虚弱。

（4）肌酸

磷酸肌酸（creatine phosphate）是骨骼肌中能量的储备形式，补充肌酸能改善肌肉丢失，但目前尚缺乏对肿瘤患者进行肌酸干预以防治肌肉减少症的临床研究。给予水化肌酸能提高肌肉磷酸肌酸水平，从而有助提高运动能力。Chrusch等在30例年龄超过70岁的老年男性中开展了一项双盲安慰剂随机对照研究，发现肌酸（第1周0.3g/kg·d，第2~12周0.07g/kg·d）加训练组与安慰剂加训练组对比，前者能有效提升腿力、爆发力及耐力。Gotshalk等在18例老年男性中开展RCT研究报告补充肌酸7天[0.3g/（kg·d）]可增加体重和去脂体重，增强肌肉功能，包括力量和功率。一项针对65~86岁老人的研究发现，补充14天肌酸（第1周20g/d，第2周10g/d）可改善握力及疲劳时的工作能力。但近期一项动物试验显示肌酸可能会促进结直肠癌和乳腺癌转移，缩短荷瘤小鼠生存期。因此，肌酸在肿瘤肌肉减少症患者中的应用需谨慎。

（5）肉碱

肉碱是机体尤其是肌肉代谢长链脂肪酸所必需的营养素。研究表明，肉碱代谢障碍广泛发生在病理性骨骼肌丢失中。两项动物研究提示肉碱可能通过促进肉碱脂酰转移酶活性，改善恶病质的肌肉减少。一项纳入72例晚期胰腺癌患者的多中心双盲RCT研究显示，受试者平均体重丢失为12±2.5kg，给予肉碱干预12周（4g/d）后干预组BMI增加（3.4±1.4）%，对照组的BMI增加（-1.5±1.4%）（$P<0.05$）。同时，干预组的营养状况（体细胞量、体脂肪）有改善，且住院日有缩短的趋势[（36±4）d vs.（41±9）d]，生存期也有延长的趋势[（519±50）d vs.（399±43）d]，但差异无统计学意义。

（6）ω-3多不饱和脂肪酸

ω-3多不饱和脂肪酸（ω-3 polyunsaturated fatty acid，ω-3 PUFA）包括二十碳五烯酸（EPA 20：5 n-3）、二十二碳六烯酸（DHA 22：6 n-3）和α-亚麻酸（ALA 18：3 n-3），具有促进骨骼肌合成代谢的作用，补充ω-3 PUFA有助于预防和治疗肌肉减少症，但证据大多来自对健康老年人开展的研究。Barber等在20例体质量减轻胰腺癌患者中研究每日给予固定能量和营养增补剂EPA（2.0g/d）的作用，21天后发现患者白细胞介素-6、皮质醇与胰岛素比率及分泌蛋白水解诱导因子的比例下降，同时血清胰岛素浓度升高，与BMI增加相关。Ryan等的研究结果表明，对食管癌手术患者围术期应用富含EPA（2.2g/d×5d）的肠内营养补充可维持瘦体重。此外，口服EPA还可改变肿瘤患者及肿瘤恶病质患者机体内各种影响分解代谢的因子水平，提示可能改善机体BMI丢失。若联用富含蛋白质和能量的营养物质则可获得LBM的增加从而体质量增加，延缓肿瘤患者肌肉组织丢失。还应关注补充ω-3 PUFA的量效关系，既往针对健康老年人ω-3 PUFA干预试验剂量区间多在1.1~3.36g/d，有学者认为部分研究的阴性结果可能与剂量不足有关。几项小样本RCT证实EPA摄入量大于2.0g/d时才能观察到阳性结果。

3.药物治疗

可能有助于改善肿瘤患者肌肉减少的多种药物主要来源于对肿瘤恶病质的研究，其机制可能是促进肿瘤患者的肌肉合成代谢和抑制分解代谢。虽然到目前为止，增加骨骼肌质量和调节机体功能的药物研究较多，但鲜见针对肌肉减少症疾病本身的药物研究，国际上亦无获批肌肉减少症的特异性治疗药物。

（1）非甾体的选择性雄激素受体调节剂类药物

近年针对非甾体的选择性雄激素受体调节剂类药物（selective androgen receptor modulators，SARMs）的研究较多，它们具有促进合成代谢的作用，但无甾体类药物的不良反应，在治疗肿瘤患者肌肉减少中初见成效。其中Ostarine（MK-2866，Enobosarm）治疗肿瘤恶病质患者的肌肉减少确有效果。一项随机、双盲、安慰剂对照、多中心2期临床试验研究（NCT00467844）报告，Ostarine可增加肿瘤患者瘦体重：给药113天时1mg组瘦体重中位增加1.5kg（范围-2.1~12.6kg，$P$=0.0012），3mg组瘦体重中位增加1.0kg（范围-4.8~11.5kg，$P$=0.046），且未观察到试验药物相关严重不良事件。然而3期临床试验POWER研究（NCT01355484）探索Ostarine预防和治疗晚期肺癌患者肌肉消耗的作用却未得出阳性结果。

（2）激素类药物治疗

目前，激素类药物种类很多。生长激素可促进肌肉蛋白质合成，减少蛋白质降解，纠正因肿瘤代谢重编程带来的负氮平衡，尤适于治疗肿瘤患者的肌肉减少。Garcia等的随机对照试验表明，新型选择性生长激素释放肽受体激动剂阿那莫林（anamorelin）可使肿瘤患者BMI显著增加。睾酮和雌二醇可抑制肌卫星细胞凋亡而促细胞增殖，促肌卫星细胞分化而增强骨骼肌再生能力，还可促体内肌肉纤维数量增加，提高肌肉质量和力量。Wright TJ等一项关于睾酮的随机双盲安慰剂对照临床试验，结果显示接受睾酮治疗的 CRS 患者的 LBM 增加，生活质量和体能状态显著改善。

醋酸甲地孕酮是孕激素的合成衍生物，可在短期内刺激食欲、增加机体 BMI、改善营养状况及肿瘤厌食恶病质综合征。2014 年发表的一项小样本 Ⅰ/Ⅱ 期单臂临床试验提示富马酸福莫特罗联合醋酸甲地孕酮能进一步增加肿瘤恶病质患者股四头肌体积和力量，并改善食欲。然而，2005 年 Cochrane 数据库审查纳入了 30 项试验 4123 例受试者，以评价醋酸甲地孕酮治疗肿瘤、AIDS 和其他基础疾病患者的厌食-恶病质综合征的疗效、有效性和安全性，分析显示醋酸甲地孕酮在肿瘤患者食欲改善和体重增加方面有益，但未对生活质量产生影响。2018 年一项系统回顾提示，相比于安慰剂或未治疗组，给予甲地孕酮均能轻度增加晚期肿瘤患者体重，但不能提高生活质量和降低死亡率。醋酸甲地孕酮可增加体脂量，但通常不会增加瘦体重，加之该药物出现的已知副作用，在临床的常规使用受到限制。

（3）抗肌肉生长抑制素抗体

肌肉生长抑制素（myostatin，MsTN）是骨骼肌负调节因子，抑制肌细胞增生分化，干预骨骼肌蛋白合成与分解，抑制骨骼肌生长发育，诱发肌萎缩。在患有肌营养不良的人群中，抗MsTN单克隆抗体LY2495655治疗可能增加瘦体重，改善肌肉功能。一项随机2期临床研究评估LY2495655联合化疗在胰腺癌中的疗效和安全性，按入组前6个月内体质量减轻（weight loss，WL）进行分层的亚组分析表明：与WL≥5%的患者相比，WL<5%的患者对LY2495655（任一剂量）的反应可能更优，提示对患者进行WL分层可能有助于LY2495655治疗反应。在可能的药物相关不良事件中，与安慰剂组相比，LY2495655组疲乏、腹泻和厌食更常见。另有报告抗MsTN抗体AMG 745/Mu-S在接受雄激素去势治疗的非转移性前列腺癌患者中显示增加瘦体质量并降低脂肪量的作用。目前，抗MsTN抗体在临床上的应用证据不足，需进一步探索其疗效和安全性。

（4）非甾体抗炎药环氧合酶-2抑制剂

非甾体抗炎药（non-steroid anti-inflammatory drugs，NSAID）环氧合酶-2（cyclooxygenase-2，COX-2）抑制剂，如塞来昔布，具有抗炎和抗分解代谢特性，也被用于肌肉减少症治疗。它可能增加瘦体重和TNF-α水平，同时提高肌肉力量、生活质量、体力状态，而无严重毒性反应。然而，一项针对肺癌和胰腺癌患者的随机Ⅱ期临床试验则表明，与常规治疗相比，两周期化疗后给予口服塞来昔布和ω-3 PUFA营养补充剂联合运动的多模式干预显示，对肌肉质量并无统计学显著影响。目前COX-2抑制剂用于治疗肿瘤相关性肌肉减少症尚缺有力证据。

### 4.整合干预

CRS是多因素疾病，因此整合药物、营养和运动的多学科整合疗法MDT to HIM可能是防治CRS最有效的手段。2010年发表的肌肉减少症预防与处理专家共识指出：运动（抗阻运动和有氧运动）结合足量的蛋白质和能量摄入是防治肌肉减少症的关键措施。多模式干预（ω-3 PUFA、运动和塞来昔布）治疗晚期肺癌或胰腺癌恶病质患者的研究显示，多模式恶病质干预在这些患者中是可行和安全的。目前正在进行一项大型、多模式Ⅲ期临床试验，评估EPA/NSAID、营养和运动治疗肿瘤恶病质患者的有效性（EudraCT 2013-002282-19）。众多可用于CRS防治的手段尚未完全探索清楚，因此最佳MDT to HIM整合干预模式仍需在未来进一步开展。临床实践中，应以整合医学理念，整合评估患者情况，联合多学科整合营养治疗，形成个体化整合治疗策略，达到提高生存质量、延长生存时间和改善预后的目的。

三、推荐意见

（1）对所有肿瘤患者都应进行肌肉减少症筛查，特别是年龄≥60岁的老年患者、报告肌肉减少相关症状（跌倒、衰弱、步速缓慢、起坐困难）的患者和存在肌肉减少相关体征（体重减轻、肌肉减少）的患者。

（2）肿瘤相关性肌肉减少症的评估包括3方面，即肌力、肌量和躯体活动能力测量评估。

（3）对确诊肌肉减少症者应评估不良事件风险，建议行MDT to HIM多模式管理。

（4）戒烟、戒酒和保持的睡眠时间（每日6~8小时）可能有助预防肌肉减少症发生。

（5）抗阻运动和有氧运动有助防治肌肉减少症，推荐以运动心率达到最大心率50%~75%的运动量为目标，运动频率每周2~3次，每次持续10~60min，时间周期为12~15周。

（6）肌肉减少症的肿瘤患者推荐总蛋白质摄入量为1.2~1.5g/（kg·d）。

（7）亮氨酸代谢产物β-羟基-β-甲基丁酸盐可能对肿瘤患者瘦体重增加有作用。

（8）维生素 D、肌酸和肉碱改善肌肉减少症证据尚不充分。

（9）ω-3多不饱和脂肪酸可改善肌肉减少症的瘦体重，建议摄入量>2.0g/d。

（10）醋酸甲地孕酮可改善食欲、增加体重，但对增加瘦体重和改善生活质量等方面证据不足，需注意管理药物相关不良反应。

（11）非甾体的选择性雄激素受体调节类药物、抗肌肉生长抑制素抗体、非甾体抗炎药环氧合酶-2抑制剂和激素类药物如阿那莫林、睾酮和雌二醇改善肌肉减少症的证据尚不充分，不推荐常规临床应用。

（12）运动、营养和药物治疗的整合干预肌肉减少症的治疗有待探索，需制定个体化联合策略。

## 四、小结

肌肉减少症是一种可能增加跌倒、骨折、身体残疾、死亡等不良后果可能性的进行性、全身性骨骼肌疾病。肿瘤相关性肌肉减少症有明确病因且难以去除，需行积极筛查、诊断和治疗，并进行 MDT to HIM 多模式整合管理（图 12-1）。运动是目前相对证据最充足的干预手段；营养干预是治疗肌肉减少症行之有效的方案；

药物用于治疗肌肉减少症证据尚不充分，需积极开展药物安全性和有效性的高质量研究，以期提供证据推动临床实践；以整合医学理念，整合运动、营养和药物治疗，多管齐下，可能是治疗肌肉减少症的有力手段，但需积极探索最佳联合方案。肌肉减少症治疗的目的是恢复肌肉力量、逆转肌肉数量减少和质量减低、保证躯体活动能力、减少和避免不良事件发生，提高生存质量、延长生存时间和改善预后。

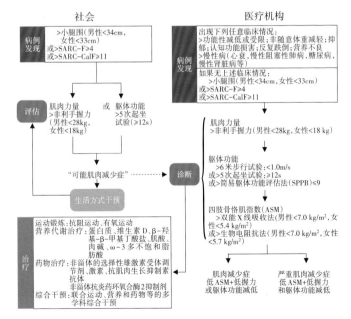

图 12-1　肌肉减少症的筛查和诊治流程

# 第十三章

# 围手术期营养治疗

## 一、背景

围手术期是指患者从决定接受手术治疗时起，到与本次手术有关的治疗基本结束为止的一段时间，包括术前、术中和术后三个阶段，时间一般为术前5~7天至术后7~12天。围手术期治疗对手术具有重要影响，其中营养治疗是围手术期治疗不可或缺的内容，尤其是对肿瘤患者。目前，营养治疗已成为肿瘤患者围手术期处理的常用治疗手段，围手术期规范化的营养治疗有助于改善肿瘤患者的临床结局。

临床上，肿瘤患者因摄入受限、利用障碍或消耗过大等原因，常合并营养不良。因此，营养不良是围手术期患者亟待解决的突出问题之一。Viana ECRM等发现，肿瘤手术患者营养不良发生率达60%。另一项研究发现门诊肿瘤患者中度营养不良发生率高达76%。宋春花等对我国22个主要省市80家三甲医院共47488例16种常见肿瘤住院患者营养状况进行调查，这是目前为止全世界肿瘤住院患者营养状况的最大样本现况调查，结果显示，肿瘤患者普遍存在营养不良，尤其是消化道肿瘤患者，营养不良发生率达80%；68.78%的肿瘤患者未进行营养治疗，在PG-SGA≥9分的重度营养不良组患者中，无营养治疗率高达55.03%，说明我国肿瘤患者的营养治疗率低且不规范，亟须引起重视。

营养不良是影响肿瘤患者围手术期治疗效果的重要因素。术前存在营养不良不仅影响机体功能、导致体重减轻、机体免疫力下降，而且增加手术风险、增加术后并发症发生率及死亡率。Fukuda Y等通过回顾性分析800例胃癌手术患者发现，营养不良者术中出血量和术后感染率均明显高于无营养不良者。营养治疗是减少术后感染等并发症的独立因素。Jin J等研究发现壶腹部癌患者术前营养不良与术后并发症发生密切相关，同时也是影响患者总生存期的独立预后因素。在ESPEN营养日收集155524例患者的资料，结果显示，营养日进食达到推荐量一半的住院患者，死亡风险比（OR）为2.3，允许进食却不进食的患者，死亡风险比（OR）为9.0，患者饮食减少与住院30天住院死亡率密切相关。

营养治疗是肿瘤患者围手术期常用的治疗手段。规范的营养治疗不仅能减轻患者分解代谢和瘦组织丢失、改善氮平衡，还有助于早期康复，降低术后并发症发生率、缩短住院时间、减少住院费用等，从而改善临床结局。近年一项Meta分析纳入15项研究共3831例手术患者，结果显示围手术期营养治疗能改善营养不良患者的临床结局，包括降低术后并发症发生率及缩短住院时间。Jie B 等的一项前瞻性队列研究发现，与未给予营养治疗存在营养风险的患者相比，给予营养治疗的患者总体并发症降低 7.8%（28.1% vs. 20.3%），其中感染并发症发生率降低 8.4%（18.9% vs. 10.5%）。Zhu M 等的前瞻性多中心研究发现存在营养风险者与无营养风险者相比，总住院时间延长（14.02±6.42 天 vs. 13.09±5.703 天，$P<0.01$）、总医疗费用增加（3.39 万元 vs. 3.00 万元，$P<0.01$）。因此，对存在营养风险或营养不良的外科患者，尤其是肿瘤患者，进行规范的营养治疗有利于减轻患者创伤、加速患者康复，缩短住院时间，降低医疗费用。

## 二、证据

### （一）围手术期营养治疗适应证

目前的临床研究表明，肿瘤患者围手术期应进行营养诊断，并根据诊断结果制定合理的营养治疗方案。围手术期营养治疗适用于：①中-重度营养不良患者的术前营养治疗；②术前已经实施营养治疗或严重营养不良而术前未进行营养治疗的患者，术后需接受营养治疗；③围手术期需要明显改善营养状况或存在严重代谢障碍风险的患者；④预计围手术期超过5天不能进食或预计摄入能量不足需要量50%超过7天的患者；⑤术后出现严重并发症需长时间禁食，或存在明显分解代谢的患者。

重度营养不良、中度营养不良且需接受大手术的患者，尤其是重大、复杂手术后预计出现严重应激状态的危重症患者，常不能耐受长时间营养缺乏，因此需营养治疗。围手术期营养治疗的效果与术前的营养状况密切相关，术前重度营养不良或严重低蛋白血症将影响术后营养治疗效果，而术前的营养治疗有助减轻患者分解代谢状态并促使机体转变为合成代谢状态。Meta分析结果显示，对中、重度营养不良患者进行营养治疗可有效降低术后并发症的发生率和病死率，缩短住院时间。另一篇Meta分析表明，围手术期营养治疗不但能降低感染性并发症的发生率，还能降低非感染性并发症的发生率。一项不考虑营养状况和风险而对所有肿瘤患者进行营养治疗的研究显示，营养不良的患者总体受益，而营养良好的患者接受肠外营养治疗后感染风险增加。因此，营养状况良好或低营养风险患者，术前肠外营养治疗并无显著益处。

充足的能量和蛋白质是保证营养疗效和临床结局的重要因素，能量和蛋白质不足可造成机体组织消耗，影响器官功能及患者预后。来自"营养日"的数据显示，与未进食任何食物的患者相比，住院期间摄入能量超过50%推荐量的患者死亡风险显著下降。另有研究显示，与接受营养治疗者比，围手术期1周内能自主进食（>60%目标能量需求）的肿瘤患者临床结局无显著差异。相反，无法进食超过10天且未接受营养治疗的患者，其病死率、住院时间等均显著增加。在一项接受腹部大手术患者的前瞻性研究中，研究者发现术后第一周82%患者的能量和90%患者的蛋白质摄入不足，能量或蛋白质未达到目标需求量的患者，术后并发症发生率更高。另有研究发现，围手术期5~7天无法经口进食者即应接受营养治疗。Tsai JR等对外科重症患者研究发现，接受<60%目标能量需要量、目标蛋白需要量的住院患者的死亡风险显著高于接受≥60%的患者（OR=3.7和3.6；均$P<0.001$）。

此外，存在严重代谢障碍风险，尤其是重症患者（如腹腔开放、腹膜炎及各种情况导致的休克），会发生一系列代谢及免疫反应并导致机体组织消耗、切口愈合不良、活动能力下降及容易并发感染等；而营养治疗对此类患者具有潜在的积极影响。Fukuda Y等分析了800例接受手术的胃癌患者的临床资料，结果显示，与术前未行营养治疗或行少于10天的营养治疗患者相比，术前接受大于10天营养治疗的营养不良患者，术后手术部位感染率明显降低；进一步多因素分析结果显示，营养治疗是手术部位感染的保护因子。因此，我们结合临床实践，建议对高营养风险的肿瘤患者（NRS 2002>5，体重下降>10%，BMI<18.5或Alb<30g/L），应推迟手术，术前行7-14天的营养治疗。

（二）能量和蛋白质需求

能量摄入量是影响患者营养状态的重要因素，能量摄入不足可造成机体蛋白质不同程度的消耗，影响机体组织和功能，从而影响患者的预后。围手术期患者每天能量摄入量最低要求应尽可能接近机体能量消耗值，以保持能量平衡。采用间接测热法测定机体静息能量消耗（resting energy expenditure，REE）值是判断患者能量需要量的理想方法，可通过测定患者实际能量消耗值来指导患者的能量供给。Silva TA等研究发现，采用间接测热法测定腹部大手术患者术前和术后的，大部分患者术后的REE值无明显增加，部分患者术后REE值增加的原因考虑与性别和单核细胞水平升高有关。目前临床上大多数情况下无法直接测量患者的REE值，可采用体重公式计算法估算机体的能量需要量，25~30kcal/（kg·d）能满足大多数肿瘤患者的围手术期能量需求。

蛋白质摄入量同样是影响患者预后的重要因素，Allingstrup MJ等研究表明，当能量和蛋白质均达到目标需要量时，危重患者的死亡风险显著降低（22%降至8%），而不是单纯提供目标需要能量，并建议危重患者每日蛋白质摄入量为1.5g/（kg·d）。另一项研究发现蛋白质摄入量≥1.2g/（kg·d）可减少危重患者围手术期死亡率。Hartwell JL等研究发现患者进入重症监护室第4天内通过肠内营养达到蛋白质摄入目标能够显著减少并发症。另一项研究结果显示，创伤患者在第一周内达到2g/（kg·d）的蛋白质摄入量是安全可行的。故推荐围手术期肿瘤患者蛋白质目标需要量为1.0~2.0g/（kg·d）。

（三）营养治疗策略

围手术期患者在接受规范的营养诊断后，根据诊断结果，制定规范的营养治疗策略，目前比较公认的治疗策略为营养不良的"五阶梯"治疗，治疗后仍需再评估，从而满足患者的营养供给，保证手术的安全性，促进患者术后康复。

饮食+营养教育是所有营养不良患者（不能经口摄食的患者除外）首选的治疗方法，是一项经济、实用且有效的措施，是所有营养不良治疗的基础。轻度营养不良患者使用第一阶梯治疗即可完全治愈。Castro-Espin C等对饮食在肿瘤患者中作用进行 Meta 分析，结果显示，更好的饮食治疗能够提高乳腺癌和结直肠癌患者的生存率，与较低饮食质量相比，较高饮食质量的乳腺癌患者总死亡率下降23%。

如果饮食+营养教育不能达到目标需要量，则应选择饮食+ONS。ONS具有简单、方便、价格较低的特点，能满足患者口服进食的心理愿望，是普通饮食不能满足机体需求时首选的营养治疗方式。多项研究证实，对于肿瘤围手术期营养不良的患者，ONS在改善营养状态、增加患者体重和减少并发症方面具有积极作用。Philipson TJ等回顾性分析了美国 the Premier Perspectives 数据库2000~2010年的资料，在4400万成人住院患者中，有1.6%的患者使用了ONS，回归分析发现：ONS患者住院时间缩短了2.3天，住院费用减少4734美元，出院后30

天内再次入院率降低2.3%，研究结论认为，ONS可以缩短住院时间、节约医疗费用，减少30天再次入院风险。Burden ST等的一项单盲随机对照研究结果显示，与单纯的饮食指导相比，术前ONS能减少结直肠癌患者术后感染发生率及体重下降。另一项随机对照试验显示，围手术期ONS能降低PG-SGA评分为C级的胃切除手术患者术后并发症发生率、严重程度及持续时间。另一项Meta分析也显示，ONS能降低胃肠道肿瘤患者手术并发症发生率、感染率及死亡率。由此可见，ONS能够降低手术相关并发症的发生率，促进患者术后康复，从而达到缩短患者的住院时间、降低住院费用和再住院率的目的。

在饮食+ONS不能满足目标需要量或一些完全不能饮食条件下（如胃癌并幽门梗阻、食管癌导致的吞咽障碍、严重胃瘫等），管饲肠内营养（EN）是理想的选择。一项Meta分析显示，与肠外营养比，肠内营养可减少危重患者血行感染的发生率及缩短住院时间；另一项Meta分析纳入5项RCT试验共690名接受胰十二指肠切除术的患者，结果显示肠内营养显著时段患者的住院时间。Zhao XF等通过纳入18项共2540例胃肠道肿瘤手术患者的Meta分析结果也显示，与全肠外营养比，肠内营养有利于缩短患者术后排气时间及住院时间、提高白蛋白水平。在临床实践中，EN的实施多数需要管饲，管饲肠内营养能保证患者的能量和蛋白质摄入，改善营养状态。

在EN不能满足目标需要量时，应该选择部分肠内营养（PEN）+补充性肠外营养（SPN）。尽管完全饮食或完全肠内营养是理想方法，但在临床工作中，PEN+SPN是更现实的选择，对肿瘤患者尤为如此。Alsharif DJ等通过一项纳入5项RCT的Meta分析发现，SPN有助于增加能量和蛋白质的摄入量，减少医院感染和ICU死亡率，并且不会产生其他不良的临床结局。Heidegger CP等的RCT研究发现，对肠内营养不能达到目标喂养量60%的危重患者，进入ICU后的第4~8天给予SPN，能量供给接近100%的目标，与继续肠内营养相比较，SPN组的28天内院内感染率显著降低。Gao X等探讨了SPN在腹部手术中的应用价值，结果发现与延迟SPN相比，术后早期SPN可减少感染发生率。

在肠道完全不能使用情况下（如患者出现严重腹腔感染、重症胰腺炎、肠梗阻、高位肠瘘、肠道缺血等引起胃肠道功能障碍），全肠外营养（TPN）成为肿瘤患者获取营养来源的唯一手段。TPN能量供给从低水平[15~20kcal/（kg·d)]开始、逐渐增加是预防再喂养综合征及脂肪超载综合征的关键原则。

（四）营养治疗制剂选择

一般情况下，对需要口服营养补充或管饲肠内营养的患者，首先考虑标准整蛋白配方制剂，不建议使用厨房制备的膳食（匀浆膳），若对标准配方不耐受或存在肠吸收障碍，可考虑使用短肽配方制剂。标准配方制剂成本较低，疾病特异性配方制剂成本较高，建议结合患者疾病特点及胃肠道耐受情况选择合适的肠内营养制剂。免疫增强型肠内营养制剂是在标准配方制剂的基础上添加免疫营养素如精氨酸、核苷酸、ω-3多不饱和脂肪酸等，多个研究发现应用免疫增强型肠内营养制剂可改善患者免疫功能、减少术后并发症、缩短住院时间，从而改善临床结局。一项纳入9个RCT共966例患者的Meta分析显示，免疫增强型营养制剂能显著降低术后总体并发症发生率（OR=0.57，95% CI：0.34-0.95；$P$=0.03）、切口感染率（OR=0.50，95% CI：0.28-0.89；$P$=0.02）以及缩短住院时间（MD=-3.80，95%

CI：-6.59 to-1.02；P=0.007）。Shen J等的一项纳入35项研究共3692例胃肠道肿瘤手术患者的Meta分析结果显示，肠内免疫营养降低了患者术后总体并发症发生率（RR=0.79，P<0.001）以及感染并发症发生率（RR=0.66，P<0.001）。Wong CS等对19项RCT共2016例上消化道手术患者进行Meta分析，结果显示术后使用免疫增强型制剂切口感染率显著减少，住院时间显著缩短（均P<0.01），但其他并发症发生率和死亡率无显著差异。

肠外营养推荐以全合一（all-in-one，AIO）的方式输注。目前，临床应用的肠外营养制剂以工业化的三腔袋为主。Berlana D等研究发现，工业化的三腔袋能降低配制费用与配制时间，同时减少出错率。多腔袋制剂有多种规格，具有处方合理、质量标准严格、即开即用等特点，可减少处方和配制差错，减少血流感染，满足多数患者的临床营养需求。不同能量密度的工业化多腔袋小容量肠外营养制剂为临床SPN的实施提供了极大的便利。小容量（<1000ml）工业化多腔袋可以避免浪费，卫生经济学效益显著。

（五）术前营养预康复

预康复是指在术前阶段采取的康复措施，一般包括运动锻炼、营养管理、心理干预等，是根据加速康复外科（enhanced recovery after surgery，EARS）术前优化提出的术前康复策略，以期提高患者的机体功能，使其适应手术应激过程，从而达到减少术后并发症、缩短住院时间、改善临床结局的目的。Pang NQ 等对 9 项 RCT 共 705 例接受腹部大手术的老年患者进行 Meta 分析，结果显示术前多模式预康复提高了患者围手术期的运动能力，并可减少术后并发症。另一项 Meta 分析显示，单纯营养预康复或整合运动预康复均能缩短结直肠手术患者的住院时间（2 天），说明营养预康复是术前预康复的关键组成部分。Minnella EM 等的研究证实，多模式预康复能够提高接受根治性膀胱切除患者的术后运动能力。对营养预康复开始的时间及措施，Borloni B 等研究提示营养预康复应在术前约 4 周开始，并且蛋白质的摄入量至少达到 1.2g/（kg·d）。

（六）术后营养管理

术前因中、重度营养不良而接受营养治疗的肿瘤患者，尽管从术前营养治疗中获益，但需接受大手术，尤其是重大、复杂手术者，常不能耐受长时间营养缺乏，因此术后需要继续接受营养治疗。对严重营养不良而未行术前营养治疗的患者，术后营养治疗可有效降低术后并发症发生率和死亡率，缩短住院时间。一项前瞻性队列研究显示，术后能量摄入不足是导致结直肠肿瘤患者术后加速康复计划失败的独立危险因素。

术后早期肠内营养有助于改善患者营养状态、促进伤口愈合、减少术后并发症及缩短住院时间。一项Meta分析结果显示，术后早期经口进食是安全的，并能缩短住院时间。Berkelmans GHK等的一项多中心随机对照研究显示，接受微创食管切除术的患者术后直接经口进食是可行的，不会增加术后并发症的发生率及严重程度。但肿瘤患者术后可能因切口疼痛、胃肠道排空障碍或梗阻等，经口进食往往延迟而难以满足目标能量的摄入，这时则需补充性肠外营养治疗。

三、推荐意见

（1）肿瘤患者围手术期应常规进行营养健康宣教，包括经口进食、治疗膳食、口服营养补充、蛋白质补充重要性等方面的健康宣教。

（2）对轻、中度营养不良的腹部大手术肿瘤患者，推荐术前ONS、并强化蛋白质。

（3）对重度营养不良患者，应推迟手术，进行7~14

天的营养预康复。

（4）遵循四个优先、五阶梯营养治疗原则。

（5）肿瘤患者围手术期使用免疫增强型、蛋白增强型（尤其是合并有肌肉减少症患者）营养制剂有助于改善临床结局。

（6）手术后尽早（48小时内）启动肠内营养。

## 四、小结

营养治疗是肿瘤患者围手术期常用的治疗手段之一。营养治疗不仅能减轻患者分解代谢和瘦组织丢失，改善氮平衡，还有助于早期康复，降低术后并发症发生率、缩短住院时间、减少住院费用等，从而达到改善临床结局的目标。规范化的营养治疗，包括营养诊断、营养治疗及疗效评价这一系列过程。围手术期使用免疫增强型、蛋白增强型（尤其是合并有肌肉减少症患者）营养制剂有助改善肿瘤患者的临床结局。

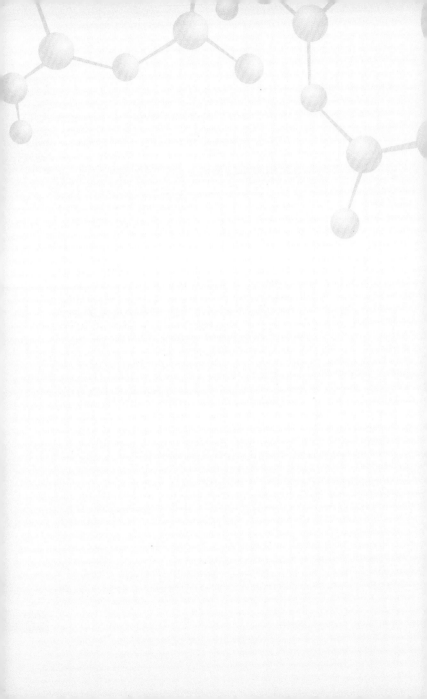

第十四章

围化疗期营养治疗

## 一、背景

化疗是控瘤治疗的常见手段。化疗药物通过细胞毒等作用杀伤肿瘤细胞，对机体正常细胞亦有毒性，因此可发生不同程度的毒副反应。化疗药物能引起机体代谢异常，干扰炎症和免疫状态，导致胃肠、骨骼肌等器官功能紊乱，从而降低躯体的吸收、代谢功能，表现为患者营养不良风险增加、营养不良情况加重，对化疗的反应性和耐受性下降，严重者可导致化疗中断，影响生活质量和生存获益。恶病质是一种营养不良相关的复杂代谢综合征，目前细胞毒性化疗药物对恶病质发生和发展的影响已得到关注。动物研究表明，化疗药物包括环磷酰胺、5-氟尿嘧啶、顺铂和甲氨蝶呤可诱导负氮平衡和体重减轻。Daumrauer等人报道，顺铂、伊立替康、阿霉素和足叶乙甙通过激活NF-κB通路致肌肉萎缩。化疗期间的恶病质-厌食综合征（cachexia anorexia syndrome，CAS）会导致患者体重短期内迅速下降和骨骼肌丢失，常与较差预后有关。一项前瞻性队列研究POCOP报告，合并恶病质的食管癌患者生存期较无恶病质患者明显缩短（OS，19m vs. 41m，$P<0.001$）。

然而目前大多数化疗患者的营养状况没有得到充分

的重视，合并营养不良的患者难以得到有效的营养支持，原因包括：患者和医生的认识不足、经济因素和营养支持实践存在相当的困难。化疗患者的营养状态与其能否耐受化疗和实现治疗获益相互影响。而营养状态的改变可能发生在肿瘤化疗过程中的任意节点，化疗期间营养不良与肿瘤进展、预后及不良事件密切相关，因此除了必要的营养教育外，需要在化疗过程中动态评估患者的营养状态，早期识别营养不良风险，尽早对可导致营养不良的原因进行干预，及时发现营养不良，提供个性化的营养治疗，为肿瘤患者的控瘤治疗提供保障。

## 二、证据

### （一）营养状态影响化疗实施及获益

#### 1.化疗前营养评估

制定控瘤治疗方案时应充分考虑患者的营养状态，对拟施行化疗的患者应在化疗前对患者进行全面的营养评估和躯体活动能力评估。通常认为 ECOG 评分≥2 分和 PG-SGA≥9 分即重度营养不良的患者难以耐受化疗，应首先进行最佳支持治疗改善机体状态，寻求控瘤治疗机会；PG-SGA 4-8 分的患者可在给予营养支持治疗的同时进行化疗，但需密切关注患者营养状态，及时调整营养支持和控瘤治疗方案。营养支持治疗应遵循"五阶梯"原则（参见本书第三章）。对PG-SGA 0-3分的可进行化疗的患者要注意营养宣教，包括生活习惯、饮食和运动；还应针对化疗期间可能发生的不良事件进行宣教，如厌食、恶心、呕吐、腹泻和便秘等的处理，降低化疗所致恶心呕吐（chemotherapy-induced nausea and vomiting，CINV）发生。

此外，临床实践中需要关注患者的体成分对化疗药物剂量确定和剂量限制毒性（dose limited toxicity，DLT）的影响。瘦体组织（lean body mass，LBM）是药物体内主要的分布池，因此对异常体成分患者按照体表面积（body surface area，BSA）或体重计算的化疗药物剂量可能与适合的给药剂量存在差异。Prado M等报告去脂体重（fat free mass，FFM）与BSA相关程度弱（$r^2$=0.37）；McLeay SC等一项Meta分析报告药物清除率与体重非线性相关。DramiI等一项Meta分析汇总10项结直肠癌患者的研究，发现LBM和肌肉减少症可能与DLT风险增加有关。但目前发表研究异质性强，各项研究报告的LBM测量方法、肿瘤类型、化疗方案和患者基线特征差异明显，提示仍需进行探索以指导临床实践。

2.化疗期间动态监测营养状态

化疗期间患者的营养状态可发生隐匿且剧烈的变化。化疗药物所致的胃肠道不良反应，如厌食、恶心、呕吐和腹泻等短时间内对营养物质的摄入和吸入产生明显影响，直接造成营养不良，进而影响患者对化疗的反应性及耐受性。一项多中心前瞻性研究纳入137例晚期结直肠癌患者，发现低白蛋白血症和中重度营养不良与所有类型的药物毒性均显著相关（$P<0.001$ 和 $P<0.001$）；中重度营养不良与化疗期间血小板计数减低显著相关（$P=0.02$）。Okada S等还报告低白蛋白血症与较短的治疗周期有关（$P<0.01$）。另有多项研究报告营养不良与更长的住院时间、更高的医疗花费和较差的生存结局有关。

化疗药物所致的炎症和免疫紊乱加速骨骼肌分解代谢，表现为体重和LBM丢失，增加DLT风险。CAIRO3研究（NCT 00442637）报告结直肠癌患者化疗期间骨骼肌丢失与DLT风险增加有关（RR=1.29，95% CI 1.01-1.66）。Blauwhoff-Buskermolen S等的研究用CT值表示骨骼肌质量，发现化疗期间骨骼肌CT值平均下降0.9HU（女性，$P=0.530$）和2.0HU（男性，$P=0.031$）。

此外，化疗药物及输注管路损伤血管内皮细胞、改变局部血流动力学，增加血栓风险。急性期血栓的患者严格制动亦不利于维持躯体活动能力，亦影响胃肠道功能。综上，化疗期间患者营养状态变化是多因素综合作用，临床实践中应积极关注可导致化疗期间营养不良发生的因素，密切监测患者营养状态，做到"早发现、早诊断、早治疗"。

（二）围化疗期营养治疗的目标和适应证

目前尚无临床研究证据表明营养治疗会促进肿瘤生长，然而更多的证据表明，营养治疗可以改善营养状态、提高免疫功能、降低化疗不良反应、改善生活质量、延长生存时间。近年来国内外指南和共识对肿瘤营养治疗提出建议和倡议，指导不同情况下的营养治疗和临床实践。对经过准确及时的营养风险筛查及评估，营养状态良好、无营养风险的化疗患者，需做好营养教育；对有营养治疗适应证的化疗患者，应尽早开始营养治疗，若已到恶病质或是终末期，才考虑营养治疗，效果常难令人满意。

1.化疗患者营养治疗的目标

（1）预防和治疗营养不良或恶病质；

（2）提高对化疗的耐受性与依从性；

（3）降低化疗的副反应；

（4）改善生活质量。

2.化疗患者接受营养治疗适应证

（1）已存在营养不良或营养风险的化疗患者；

（2）化疗严重影响摄食并预期持续时间大于1周，而化疗不能中止，或即使中止后在较长时间仍不能恢复足够饮食者；

（3）每日摄入能量低于每日能量消耗60%的情况超过10天的化疗患者；

（4）对于营养摄入不足导致的近期内非主观因素所致体重下降超过5%的患者，应结合临床考虑有否营养治疗的指征。

（三）围化疗期营养治疗的实施

围化疗期营养治疗需要进行个体化管理，围绕导致围化疗期患者发生营养不良的因素开展，精准施治。同时需注意，围化疗期患者营养不良是多因素综合作用，需要进行整合诊治。常规开展营养教育和膳食指导，按需给予营养支持，选择合适的营养配方，注意调节胃肠道功能。此外，免疫和炎症调节剂在改善围化疗期患者营养状态方面亦有探索。化疗期间营养治疗实施的总体原则可参考指南第三章肿瘤营养治疗通则。本章将对与化疗相关的内容进行简要归纳。

1.营养教育和膳食指导

营养治疗包括营养教育和医学营养。恶性肿瘤作为消耗性疾病，患者更易合并营养不良，营养教育和膳食指导应贯穿肿瘤诊治全程。围化疗期患者的营养教育应格外注重能量和蛋白质补充及化疗所致的胃肠道功能紊乱的处理，以帮助患者维持和改善营养状态，改善症状。该项内容可由经培训的营养师、专科医师实施。主要包括：患者所需能量和营养素的计算；食物性质或营养素组成建议；调整进食频率、鼓励患者进食高能量和高蛋白食物等保证摄入足量营养；对症状的处理，包括厌食、恶心、呕吐、腹泻和便秘等。一项针对头颈部肿瘤患者同步放化疗期间膳食咨询作用的系统综述显示膳食咨询对于患者治疗期间的营养状态维持和生活质量改善有积极作用。

2.营养支持

（1）营养支持途径

围化疗期肿瘤患者应按需选择营养支持途径：肠内

营养（EN）适用于胃肠功能完好而无法经口摄食或存在严重消耗性疾病的人群，包括口服和管饲喂养。一项多中心随机对照试验表明，家庭EN能维持上消化道肿瘤患者围化疗期的体重稳定性，且有助于提高化疗完成率。Miyata等人进行的多项研究发现，与摄入相同能量的PN相比，EN能减少食管癌患者新辅助化疗期间的血液学毒性，并维持其相应骨骼肌质量的稳定性。在一项食管癌的研究中，发现EN的应用使晚期食管癌化疗期间3级以上血液学毒性显著降低。肠内营养经济易行、感染率低，因此对于化疗患者只要肠道功能允许，应首先使用肠道途径。

肿瘤患者在严重肠功能不全的情况下可通过PN维持营养状态，如出现严重的化疗所致恶心、呕吐、腹泻等消化道毒性。研究显示PN联合化疗能使晚期肿瘤患者获得更好的营养状态和更长的生存期，预防无法治愈的胃肠道肿瘤患者化疗过程中FFM的丢失，甚至有可能增加其FFM，并对整体的生活质量产生有利影响。一项大规模前瞻性临床研究调查了761名接受PN的营养不良的肿瘤患者，依据接受补充PN和化疗情况将患者分为四组，其中PN+化疗组显示营养状态更好（高白蛋白）

和更少的炎症反应（低CRP），中位生存期（OS）达8.9个月，提示PN使接受化疗的晚期肿瘤患者生存获益。但是在标准控瘤治疗的过程中，根据热量需求进行PN的研究较少。对预期生存时间小于2个月的患者，PN的风险被认为大于其益处。

（2）营养制剂配方

非荷瘤状态下，肿瘤患者的营养治疗配方与良性疾病患者无明显差异，可以首选标准配方特医食品或肠内营养剂；荷瘤状态下，推荐选择标准配方或根据具体情况选择特殊营养配方，例如肿瘤特异性营养治疗配方。EN及短期PN患者选择标准配方，长达几星期以上的PN或有明显恶病质的肿瘤患者推荐高脂肪低碳水化合物的配方，糖/脂肪比例可以达到1∶1。

（3）蛋白质和氨基酸制剂

充足的蛋白质摄入量是维持肌肉质量的关键，建议蛋白质摄入量应超过1.0g/kg/天，最高可达1.5g/kg/天。研究表明，蛋白质摄入不足（<1.1g/kg/天）是接受化疗的不可切除胰腺癌患者的独立预后因素，增加蛋白质摄入量可能是晚期胰腺癌化疗患者的有效疗法。富含支链氨基酸制剂对改善患者肌肉减少、保护肝脏功能、改善

食欲和早饱有益。

（4）脂肪乳剂

脂肪乳是PN的重要能量来源，在提供能量的同时补充必需脂肪酸。按照分子结构和组分的不同可分为长链脂肪乳（LCT）、中/长链脂肪乳（MCT/LCT）、结构脂肪乳（STG）、鱼油脂肪乳（FO）和多种油脂肪乳等。MCT/LCT更易为人体摄取利用，安全性较好，可能更加适合肿瘤患者，尤其是肝功能障碍患者的营养治疗。

3.调节胃肠道功能

（1）改善食欲

醋酸甲地孕酮可以通过抑制5-羟色胺（5-HT）的释放，促进机体肠道平滑肌收缩功能的改善，促进胃肠蠕动，提升患者的食欲，从而增加患者对脂肪、蛋白质以及其他营养物质的摄取量，改善患者的体质量、健康状况和免疫力等。预防性醋酸甲地孕酮的使用兴奋食欲，维持化疗期患者体重的稳定性，随机前瞻性试验对不可切除的非小细胞肺癌患者在联合化疗中短期添加癸酸诺龙后，接受癸酸诺龙治疗的患者中位生存期达到8.2个月。

（2）减轻恶心呕吐

CINV是化疗的常见不良反应，影响患者治疗依从性和生活质量。国际和国内指南均推荐根据化疗药物致吐性和患者因素选择$5-HT_3$受体拮抗剂、糖皮质激素和神经激肽（$NK_1$）受体拮抗剂单独或联合应用的止呕止吐方案。但研究显示临床实践中与指南相同的预防CINV治疗实施不足（29%），在高致吐风险方案中为11%。因此，应注意对CINV的管理，尤其是预期性和延迟性CINV。此外，还应注意止呕止吐方案所致的胃肠动力异常，适当应用调节胃肠动力药物和缓泻药物。

（3）调节胃肠动力

化疗患者胃肠动力减低的原因主要包括：①躯体活动减低；②食物摄入减少；③止吐止呕药物和镇痛药物的副作用；此外还应注意排查肠梗阻、甲状腺功能减低、低白蛋白血症和低钙血症等病因。化疗患者胃肠动力减低多表现为胃腹胀和便秘，需评估症状产生的原因，对因处置联合对症治疗。应对所有接受化疗的患者进行便秘评估，采用患者报告结果。对便秘患者进行个性化指导：饮食上建议适当增加膳食纤维和水的摄入量，增加进食量（尤其是有渣饮食）；适当增加躯体活动；联合促进胃肠动力药物，适当使用质子泵抑制剂和缓泻药物改善症状。

（4）保护胃肠黏膜

胃肠道黏膜细胞新陈代谢旺盛，化疗药物的细胞毒作用亦容易致其损伤。谷氨酰胺是胃肠道上皮细胞的首选燃料。研究显示口服和肠外补充谷氨酰胺对化疗诱导的黏膜炎症、呕吐和腹泻均产生有益作用。一项系统综述汇总15项接受化疗、放疗或放化疗的肿瘤患者的临床试验，在其中11项试验中发现口服谷氨酰胺对黏膜炎有积极作用。然而考虑到这些数据的异质性以及缺乏关谷氨酰胺协同抗肿瘤的数据信息，暂没有关于谷氨酰胺治疗使用的建议。

可溶性膳食纤维可被肠道菌群分解产生短链脂肪酸，后者能维持肠道屏障及黏膜免疫功能，因此可适当增加可溶性膳食纤维的摄入。也有研究报告益生菌、益生元和合生元制剂能够改善黏膜屏障和免疫功能。一项系统综述汇总21项随机对照试验（randomized controlled trial，RCT）研究1831例接受手术治疗的结直肠癌患者，发现术前应用益生菌可以改善术后患者炎症水平、化疗耐受性和腹泻的严重程度；该研究涉及23个菌种，最常用的是嗜酸乳杆菌及长双歧杆菌。

4.免疫和炎症调节剂

（1）免疫营养素

免疫营养素能调控机体代谢和炎症状态，改善免疫功能。常用的免疫营养素包括谷氨酰胺、精氨酸，ω-3多不饱和脂肪酸和核苷酸等。

谷氨酰胺是血液中最丰富的游离氨基酸，是细胞代谢的重要氮供体。补充外源性谷氨酰胺能提高肿瘤组织局部化疗药物的浓度、提高正常组织谷胱甘肽（GSH）水平，从而增强化疗药物的选择性、减轻化疗带来的毒副反应。两项RCT研究报告头颈部肿瘤患者放化疗期间补充谷氨酰胺可以缓解口腔黏膜严重程度和疼痛评分，缩短口腔黏膜炎持续时间。有研究报告直肠癌同步放化疗期间口服谷氨酰胺可以改善IL-6水平，提示谷氨酰胺有一定程度的抗炎作用。

动物实验发现，精氨酸补充可显著减轻5-氟尿嘧啶引起的免疫抑制，表现为白细胞计数和淋巴细胞计数显著增高；乳腺癌小鼠模型补充精氨酸肿瘤生长受抑；结直肠癌小鼠补充精氨酸可提高其控瘤治疗的治愈率。但对有全身性感染、危重症患者，含有精氨酸的免疫肠内营养可能导致病死率增加。因此不常规推荐精氨酸的临床应用。

ω-3多不饱和脂肪酸（PUFA）如二十碳五烯酸（EPA）和二十二碳六烯酸（DHA）能有效抑制肌肉分解代谢的转录激活，降低炎症反应。一项Meta分析表明ω-3脂肪酸补充剂与常规化疗相结合是有益的，最突出的表现是人体成分的改变，并未观察到肿瘤大小的改变以及患者生存期的延长。补充富含ω-3脂肪酸的营养制剂时可以帮助非主观因素体重下降的肿瘤患者稳定体重。一项Meta分析纳入475例CRC患者，发现化疗期间补充ω-3脂肪酸显著降低CRP水平和CRP/白蛋白比值。但大样本临床研究的结果尚有争议，部分研究未发现补充ω-3脂肪酸的益处，其在化疗期间的确切疗效有待于进一步证实。

复合免疫营养制品IMPACT包含精氨酸、ω-3脂肪酸和核苷酸三种免疫营养素。一项多中心Ⅲ期RCT研究，纳入以治愈为目的的术后辅助放化疗的头颈鳞癌患者180例，分为免疫营养组和标准全营养组，发现免疫营养组3年的PFS（73% vs. 50%，$P=0.012$）及OS均得到显著改善（81% vs. 61%，$P=0.034$）。一项Meta分析纳入泛癌种27项研究1478例患者，发现免疫营养素补充明显降低放化疗患者≥3级口腔黏膜炎（RR=0.45；95% CI，0.22-0.92），≥3级腹泻（RR=0.56；95% CI，0.35-0.88），≥3级食管炎（RR=0.15；95% CI，0.04-0.54）和体重减轻>5%（RR=0.34；95% CI，0.18-0.64）的发生率。

（2）糖皮质激素

糖皮质激素属于非甾体类激素，可调节营养物质代谢，缓解过敏和炎症反应，对于神经炎性水肿的改善有重要作用。糖皮质激素相关多项临床研究显示，甲泼尼龙、泼尼松及地塞米松可改善肿瘤患者食欲和生命质量，但体重增加不明显。研究发现地塞米松0.75mg每日4次对比甲地孕酮800mg/d，或者地塞米松4mg/d对比甲地孕酮480mg/d在增强食欲方面效果相似或略低，但地塞米松因不良反应停药率更高。因此，临床使用糖皮质激素前，应权衡风险和获益，充分考虑到皮质类固醇的副作用，如肌肉萎缩、胰岛素抵抗、感染等，基于这些不良反应，建议糖皮质激素短期应用于预期寿命较短同时有厌食症状的患者。

（3）沙利度胺

沙利度胺是谷氨酸的衍生物，通过下调TNF-α和促炎因子的生成，抑制转录因子和核因子，诱导细胞凋亡，已被证明有抗炎、免疫调节、抗血管生成、镇静和止吐的作用。

多项研究报道了沙利度胺联合化疗治疗晚期肿瘤的价值，近年来陆续有对肺癌、消化道肿瘤患者使用沙利度胺联合化疗的疗效研究。一项Ⅲ期临床试验证实了沙利度胺对高度致吐化疗引起的延迟性恶心和呕吐的预防疗效，改变了临床实践。一项随机对照临床试验正在研究沙利度胺用于肿瘤相关恶病质的疗效。然而，就目前营养治疗而言，研究证据尚不足以推荐沙利度胺用于围化疗期营养治疗。

（4）抗氧化剂

细胞内异常的氧化代谢是肿瘤发生的标志之一。活性氧（reactive oxygen，ROS）的产生是肿瘤治疗期间的一种毒性机制，抗氧化剂的使用可能会降低治疗效果，因此肿瘤围化疗期抗氧化剂的使用存在争议，前瞻性研究结果表明，在化疗期间使用抗氧化剂补充剂以及铁和维生素 $B_{12}$ 可能会增加乳腺癌复发和死亡风险，有临床建议患者在化疗期间不要服用抗氧化剂补充剂。

多酚是一种天然来源的抗氧化剂，被认为有潜力避免氧化应激引起的疾病，白藜芦醇是一种来自植物的多酚，已被证明具有广泛的生物效应和较少的副作用，白藜芦醇与临床化疗药物联合使用时可提供协同控瘤作用。临床前研究证实了一些营养制剂对化疗相关神经毒性的安全性和有效性，植物来源的抗氧化剂如多酚类物质在抑制炎症相关基因表达的同时，改善了神经元的功能。

5.运动

肿瘤患者的体力活动水平较低，不运动和接受化疗控瘤治疗都会对肌肉质量产生严重的不良影响。最近一项系统回顾得出结论，有氧运动和阻抗运动都比通常的护理更能提高上下半身的肌力，且有研究表明，阻抗运动可能比有氧运动更能有效地提高肌力。对肿瘤患者，ESPEN指南推荐中等强度运动（50%~75%基线最大心率或有氧能力），每周3次，每次10~60分钟，也可鼓励患者每天散步，以减少因不活动而导致的肌肉萎缩风险。

三、推荐意见

（1）化疗前及化疗期间根据营养风险筛查及评估结果，针对具有营养治疗适应证的化疗患者，尽早开始营养治疗。

（2）营养教育和膳食指导应贯穿于肿瘤化疗全程。

（3）对营养不良的化疗患者营养治疗途径首选口服营养补充（ONS）或家庭肠内营养（home enteral nutrition，HEN）。

（4）接受化疗药物治疗的患者中，在 ONS 和 EN 摄入不充分情况下，可考虑 PN。

（5）建议接受化疗的肿瘤患者的 EN 及短期 PN 治疗采用标准配方；长期 PN 治疗推荐高脂肪低碳水化合物的配方。

（6）保证充足的蛋白质，每日 1.0~1.5g/kg，最高可达每天 2.0g/kg。

（7）对于接受肠外营养的肿瘤患者，脂肪乳剂首选中/长链脂肪乳剂。

（8）可选择免疫营养素联合应用。

（9）糖皮质激素应根据其副作用可短期应用。

（10）每周可 3 次中等强度运动，每次 10~60 分钟；鼓励患者每天散步，以减少因不活动而导致的肌肉萎缩风险。

## 四、小结

肿瘤营养不良是多种因素共同作用的结果，包括肿瘤的全身和局部影响、宿主对肿瘤的反应以及化疗控瘤治疗的干扰，而摄入减少、吸收障碍、代谢紊乱是营养不良的主要原因。相对于良性疾病患者，肿瘤患者更容易发生营养不良，营养不良比例更高。化疗前就存在明显营养不良的患者，估计对化疗的耐受力差，有必要在化疗前给予短期的营养支持治疗，以改善机体状况；化疗期间出现明显的恶心、呕吐、厌食、黏膜炎、感染、出血、发热等不良反应，严重影响患者进食和消化吸收功能，或者引起较为严重水电解质紊乱者，化疗期间也应给予营养支持，直至上述症状明显减轻。肿瘤一经诊断就应开始营养筛查与评定，并在后续的每次随访中重复评估，以便在患者全身情况恶化之前给予早期的营养治疗和干预。

营养不良的肿瘤患者对化疗的耐受性下降，对控瘤治疗反应的敏感性降低。营养不良的肿瘤患者基础疾病及并发症更多，医疗花费更高，生存时间更短。所以，化疗期间的肿瘤患者更需营养治疗，营养治疗应成为肿瘤患者的最基本、最必需的基础治疗、一线治疗。营养支持人员应成为多学科整合诊治 MDT to HIM 团队核心成员。

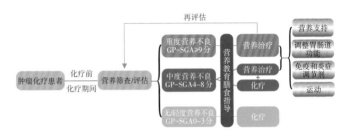

图 14-1　肿瘤患者的营养管理应遵循规范路径

# 围放疗期患者的营养治疗

## 一、背景

放射治疗（以下简称"放疗"）是恶性肿瘤综合治疗最重要的手段之一。据报道，60%~80%的肿瘤患者在治疗过程中需要接受放疗。营养不良是恶性肿瘤放疗患者最常见的并发症之一。营养不良会对恶性肿瘤患者放疗的疗效和毒副反应造成不良的影响，包括降低肿瘤细胞的放射敏感性、影响放疗摆位的精确性、增加放疗不良反应、降低放疗耐受性，延长总住院时间，从而降低放疗疗效和影响患者生存质量。因此，对恶性肿瘤放疗患者进行规范、有效的营养治疗具有重要意义。

"围放疗期"是指从决定患者需要放疗开始至这次放疗有关的治疗结束的全过程，包括放疗前、放疗中和放疗后3个阶段。恶性肿瘤放疗患者在"围放疗期"均需要进行全程营养管理。本章主要就恶性肿瘤放疗患者在围放疗期的营养治疗进行文献整理、证据级别分析以及指南推荐，希望为放射肿瘤医师、营养护士、临床营养师等开展营养治疗提供循证规范和决策参考。

## 二、证据

### （一）放疗前患者的营养治疗的路径

1.放疗前患者的营养治疗的路径

在患者确定需要接受放疗但尚未开始放疗前，临床医师应根据患者营养评估的结果，选择合理的营养治疗路径。对于无营养不良的患者（PG-SGA=0-1分），不需要营养治疗，直接进行放射治疗；可疑营养不良者（PG-SGA=2-3分），在营养教育的同时，实施放射治疗；中度营养不良者（PG-SGA=4-8分），在营养治疗的同时实施放射治疗；重度营养不良者（PG-SGA≥9分），应该先进行营养治疗1~2周重新评估，如果仍然属于重度营养不良，则继续营养治疗后再评估；如果PG-SGA评分降到9分以下，可在营养治疗同时进行放疗。

2.放疗前患者营养治疗的途径

放疗前患者确定需要进行营养治疗后，首先要选择的是合理的营养治疗途径。由于患者尚未开始放射治疗，还没有急性放疗并发症的发生，因此其营养途径的选择和一般肿瘤患者营养途径的选择并无太大差异，均遵循五阶梯治疗的原则（图3-3）。放疗患者放疗前的营养治疗，首先选择营养教育，然后依次向上晋级选择口服营养补充、全肠内营养、部分肠内营养+部分肠外营养、全肠外营养。

3.放疗前患者营养治疗的通路

放疗前患者如果接受肠内营养治疗，一个有效、安全、方便而经济的肠内营养通路对于患者肠内营养能够顺利实施至关重要。肠内营养的通路主要包括两大类，即口服和管饲。口服包括口服营养补充（ONS）、部分肠内营养（PEN）和全肠内营养（EEN）。管饲是指通过置入营养管进行肠内营养的途径，包括经鼻胃/肠管（nasogastric/nasointestinal tube，NGT/NIT）、经皮内镜下胃/空肠造瘘术（percustanous endoscopic gastrostomy/jeju-nostomy，PEG/PEJ）和外科手术胃/空肠造瘘（图15-1）。ONS接近于患者自然的进食过程，具有良好的依从性，是放疗前患者首选的营养治疗通路。当ONS不能满足目标需要量或者一些完全不能饮食的条件下如食管癌完全梗阻、吞咽障碍时，应该选择管饲。

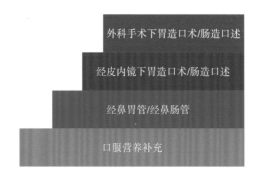

图15-1　肠内营养途径四阶梯原则

在放疗前是否需要常规预先置入营养管，目前还存在争议。对于绝大多数恶性肿瘤患者来说，放疗前常规预先置入营养管在提高患者营养状况和治疗疗效，减少患者放疗中断方面并没有优势，反而增加了患者的负担。但对于特殊部位的肿瘤或者特殊的疾病状态下，可以考虑在放疗前给患者预防性置入肠内营养管，以保证患者在治疗过程中的营养状况和放疗的顺利进行。因此，对于存在以下一种或多种情况的恶性肿瘤患者可以考虑放疗前预防性置入营养管：明显体重丢失（1个月内大于5%或者6个月内大于10%）、BMI<18.5、严重吞咽梗阻或疼痛、严重厌食、脱水、预期将发生严重放射性口腔或食道黏膜炎者。

肠外营养的通路主要包括周围静脉通路和中心静脉

通路两大类。中心静脉导管通路包括经周围中心静脉导管（peripherally inserted central catheters，PICC）、经皮或隧道中心静脉导管（CVC）、输液港（PORT）等，按照穿刺部位又可以分为颈内静脉导管通路、锁骨下静脉导管通路、股静脉导管通路等几种。

肠外营养通路的选择首先应考虑肠外营养的预计持续时间和输注营养液的渗透压。周围静脉导管适用于短期肠外营养（<2周）和营养液渗透压低于900mOsm/L $H_2O$ 的患者。中心静脉导管适用于肠外营养超过2周和营养液渗透压高于900mOsm/L $H_2O$。除此之外，由于患者即将接受放射治疗，因此在肠外营养通路尤其是穿刺部位的选择上，应尽可能避开后续放疗的照射野，以减少放疗过程中和放疗后皮肤毒副反应对肠外营养管的影响。具体而言，放射线对肠外营养管的影响主要有以下两个方面：①放疗导致置管部位皮肤损伤，进而可能导致静脉置管部位水肿、感染、出血等副反应，影响肠外营养的使用；②放射线照射营养管，影响营养管的质量和使用期限，甚至出现营养管断裂等严重副反应。肠外营养置管的注意事项见表15-1。

表 15-1　放疗前肠外营养通路选择

| 序号 | 放疗部位 | 不建议置管部位 |
|---|---|---|
| 1 | 头颈部肿瘤-颈部区域放疗 | 颈内静脉导管 |
| 2 | 头颈部/胸部/乳腺肿瘤-锁骨上区域放疗 | 锁骨下静脉导管 |
| 3 | 腹盆腔肿瘤-腹股沟区域放疗 | 股静脉导管 |
| 4 | 骨软组织肿瘤-四肢区域放疗 | 病变所在肢体静脉置管 |

4.放疗前患者营养治疗的营养素

（1）目标能量

放疗前患者营养治疗的目标能量的确定推荐参考间接能量测定法所获得的基础代谢能量水平，并且结合患者的活动强度和疾病应激状况进行判断，如果无法进行个体化的总能量消耗测量，建议每天应给予25~30kcal/kg的能量。

（2）目标蛋白质量

对于普通的放疗前患者，推荐的目标蛋白质量为1.2~2.0g/（kg·d），但对于特殊患者人群如并发恶病质的放疗前患者，由于骨骼肌持续下降，蛋白质及能量负平衡，因此应进一步提高蛋白质的摄入量，可达到2.0g/（kg·d）。

（3）三大营养物质的比例

非荷瘤状态下三大营养物质的供能比例为：碳水化合物50%~55%、脂肪25%~30%、蛋白质15%~20%。对于恶性肿瘤放疗前患者，建议减少碳水化合物在总能量中的供能比例，提高蛋白质和脂肪的供能比例。

（二）放疗中患者的营养治疗

1.放疗中患者营养治疗的时机

恶性肿瘤围放疗期患者营养不良虽然发生率高，但并不需要常规对围放疗期的患者进行营养治疗。在围放疗期，急性放射损伤是影响患者营养物质摄入和营养状况的重要因素，所以需要对患者进行PG-SGA评分和急性放射损伤（美国肿瘤放射治疗协作组，Radiation Therapy Oncology Group，RTOG分级）的综合评估之后再进行合理、规范的营养治疗。围放疗期患者的营养状况和放射性损伤分级会不断发生变化，需要不断进行再评价，以便及时调整治疗方案和路径。当患者PG-SGA评分或RTOG急性放射损伤分级达到治疗路径中相应的分数或分级时，则选择对应的治疗路径。

2.放疗中患者营养治疗的方法

营养治疗分为营养教育和人工营养。营养教育可以分为营养咨询和心理干预等。人工营养包括肠内营养和肠外营养。肠内营养又可以根据途径分为口服营养摄入和管饲。恶性肿瘤围放疗期患者的营养治疗需采用五阶梯治疗的原则。口服包括ONS、PEN和EEN。管饲是指通过置入营养管进行肠内营养的途径，包括经NGT/NIT、PEG/PEJ和外科手术胃/空肠造瘘。

（1）营养教育：营养咨询可以由营养师根据患者的营养需要和对影响营养摄入的问题进行分析和评估，指导患者摄入正常需要的食物和饮料，帮助患者改善进食，达到营养治疗的目的。所以，营养咨询常作为第一个对于恶性肿瘤营养不良的营养治疗手段。大量证据显示，在围放疗期进行营养教育，可以培养患者良好的饮食习惯、增加患者营养摄入量、增加体重、改善生活质量、有效避免后续治疗的中断。所以围放疗期患者，根据综合评价，特别是对于PG-SGA评分和RTOG急性放射损伤等级较低者，可优先考虑对患者进行营养教育。

（2）口服营养补充：国内外营养指南均推荐ONS是放疗患者的首选营养治疗方式。在围放疗期的患者需要进行人工营养，而使用ONS不能满足于患者日常需求时，则考虑采用其他手段进行营养治疗。证据表明，对围放疗期患者，特别是头颈部肿瘤、食管癌放疗患者，使用ONS可以有效增强饮食摄入和增加患者体重。一项前瞻性研究提示，局部晚期鼻咽癌患者预防性使用ONS不仅可以改善患者的营养不良，同时可以提高患者对同步放化疗的耐受性。

（3）管饲：对于ONS不能满足目标营养需求时应进行管饲营养。相比反应性营养置管，放疗前常规预先置入营养管并不能提高患者营养情况及减少放疗中断，反而会增加患者的负担。但对于存在以下一种或多种情况的恶性肿瘤患者可以考虑放疗前预防性置入营养管：明显体重丢失（1个月内大于5%或者6个月内大于10%）、BMI<18.5、严重吞咽梗阻或疼痛、严重厌食、脱水、预期将发生严重放射性口腔或食道黏膜炎者。PEG/PEJ和NGT是管饲的主要方法，两者在肠内营养的疗效上没有明显差异。相较于NGT，PEG/PEJ费用较高，会在一定程度上影响患者的吞咽功能，影响放疗后患者正常饮食的恢复。对于围放疗期患者应首选NGT，当NGT无法满足营养需求或者需长期人工喂养时才应考虑PEG/PEJ。而对于头颈部肿瘤患者的特殊性，易导致放射性口腔炎、黏膜炎等，需要长期人工喂养，则可以优先考虑

PEG/PEJ进行营养治疗。

（4）补充性肠外营养：当患者胃肠道有功能时，首选肠内营养（EN）。国内外指南指出，对于围放疗期患者并不推荐常规使用肠外营养（PN）。围放疗期如果发生严重黏膜炎或者放射性肠炎时，或者EN不充分或不可实施时，应联合部分或全PN，以增加能量及蛋白质的摄入量，减少或避免负氮平衡和喂养不足的发生。《成人补充性肠外营养中国专家共识》推荐，对于NRS 2002≥5分或危重患者营养风险评分（nutrition risk in the critically ill score，NUTRIC）≥6分的高风险患者，如果EN在48~72h无法达到目标能量和蛋白质需要量的60%时，推荐早期给予PN治疗。而对于NRS 2002≤5分或NUTRIC≤6分的低风险患者，如果EN未能达到目标能量和蛋白质需要量的60%超过7天时，才启动补充性肠外营养（SPN）治疗。

3.放疗过程中营养治疗的疗效评价

在恶性肿瘤放疗过程中，医师应该对营养治疗的疗效和不良反应进行定期评价，以便及时调整肠内营养的途径和方案。评价指标包括快速反应指标、中速反应指标和慢速反应指标。快速反应指标每周测量1~2次，必要时每天测量1次，包括：体重、血常规、电解质、肝肾功能、炎症参数、白蛋白、前白蛋白、转铁蛋白等。急性放射损伤属于快速反应指标，应该根据患者情况密切观察，采用RTOG急性放射反应评价标准进行分级评价。中速反应指标每月测量1~2次，包括：人体测量参数、人体成分分析、生存质量评估、体能评估、肿瘤病灶评估、晚期放射反应等。慢速反应指标为生存分析，每3个月至半年测量一次。在放疗过程中，对患者肠内营养疗效评价后，应根据评价结果对患者放疗和肠内营养治疗方案进行动态调整。

4.质量控制

科学合理的营养计划和严格细致的质量控制是放疗患者营养治疗有效的前提。质量控制实行医生/营养师、护士、患者/家属三级质控。医生/营养师是质量控制的核心，负责营养全过程的质控，包括营养状况评估、适宜人群的筛选、营养方案的制定、实施、评价和调整。护士负责营养方案的具体执行、监督、记录和反馈。患者及家属同样是质量控制的重要环节，需严格按照医生、营养师和护士制订的营养方案执行，并就营养治疗的并发症及其他问题随时与医生、营养师及护士沟通交流。

（三）放疗后患者的营养治疗

1.放疗后患者营养不良的监测和随访

营养监测是临床营养诊疗流程的重要步骤，有利于评价营养治疗效果，及时发现和解决患者在营养治疗过程中遇到的问题，以提高营养治疗疗效，减少不良事件发生。

（1）监测及随访内容

营养治疗的监测内容包括营养治疗的有效性和安全性，有效性营养指标包括：患者PG-SGA评分、营养摄入量、体重变化、血红蛋白、前白蛋白、淋巴细胞等营养指标、握力等。安全性指标包括：腹泻、腹胀等肠内营养并发症及管路堵塞、脱落等机械性问题。肿瘤患者除监测营养相关指标外，还应包括结局指标：如生活质量、生存期及疼痛、心理等一些营养相关问题。营养师应根据监测及营养治疗评效结果指导饮食及调整营养治疗方案。

（2）随访形式

随访形式包括电话、APP、门诊随诊、家访等，其中APP随访是目前受患者及医务人员青睐的形式。也可通过微信进行咨询，患者群之间可以互相交流讨论，营养支持团队可以通过APP发布各种科普文章及营养活动通知等。目前国内已有多家医疗平台可以实现院后随访功能，医师或营养师可以根据个人需求进行选择。监测及随访间隔时间应根据患者的临床情况来决定，开始营养治疗后1个月内1~2周随访1次，1个月以后1~3个月随访1次。患者有问题应随时与营养团队保持联系或预约随访时间。因为放疗引起的许多症状会影响患者的膳食营养摄入，这些症状的不良影响可以通过饮食和药物手段来缓解。患者及家属应根据具体的症状调整饮食习惯，如食欲差的患者应多吃新鲜的水果和蔬菜，增加食物的色泽和香味；吞咽困难患者应尽量吃软食，如并发食管炎，引起吞咽疼痛和困难，含漱或吞咽镇痛液，有助于缓解对食管黏膜的刺激；对于消化功能障碍的患者，多食用膳食纤维，减少肥腻、油炸、胀气等食物的摄入。

2.放疗后患者的家庭营养治疗

应有专人记录家庭营养管理患者的基本资料，包括联系方式、营养筛查及评估、营养治疗方案、营养监测及随访记录等，所有家庭营养管理的随访内容应填写随访记录表。不仅为将来患者治疗的连续性提供资料，也为进一步的研究提供临床样本数据。

ONS是家庭营养最主要的方式，是对患者经口摄入营养不足的重要补充。部分恶性肿瘤放疗患者出院后仍需要继续管饲肠内营养，同样以家庭肠内营养的方式实施。Crombie JM的研究显示，头颈部肿瘤放疗过程中行PEG的患者，放疗后6个月内营养管拔除率为52%，1年拔除率为86%。有3%左右的头颈部放疗患者携带营养管长达3年。

患者家庭肠内营养治疗要求医师为患者选择和建立适宜的肠内营养途径、制定肠内营养方案、监测肠内营养并发症并对营养过程进行管理。家庭肠内营养主要依靠患者和家属实施，因此应在出院前对患者及家属进行教育和培训，以保证家庭肠内营养治疗的有效性和安全性。家庭肿瘤患者肠内营养的监测和随访非常重要，医护人员应及时了解治疗效果并选择维持或调整治疗方案。随访可通过门诊、电话、网络及上门访视等多种方式实施。随访内容包括患者的肿瘤治疗情况、胃肠道功能、肠内营养目标量的完成情况、营养状况指标及生活质量评价、并发症情况等。

## 三、推荐意见

（1）营养不良在恶性肿瘤放疗患者中发生率高，降低治疗疗效，增加治疗副反应，因此应该对放疗患者常规进行营养风险筛查（推荐采用 NRS 2002 量表）和营养评估（推荐采用 PG-SGA 量表）。

（2）恶性肿瘤放疗患者在"围放疗期"需要进行全程营养管理。放疗前需根据 PG-SGA 评分，放疗中需根据 PG-SGA 评分和 RTOG 急性放射损伤分级，放疗后需根据 PG-SGA 评分和 RTOG 晚期放射损伤分级，规范化、个体化选择营养治疗方式。

（3）营养治疗方式遵循"五阶梯模式"，不推荐常规进行肠外营养治疗，当患者无法通过肠内营养获得足够的营养需要或出现严重放射性黏膜炎、放射性肠炎或肠功能衰竭时，推荐及时联合部分或全肠外营养。

（4）肠内营养途径选择遵循"四阶梯模式"，是恶性肿瘤放疗患者肠内营养首选方式。不推荐放疗前预防性置入营养管（NGT 或 PEJ/PEG）。如果患者管饲营养时间短（≤30天），通常首先选择经鼻管饲（NGT），而当 NGT 无法满足营养需求或患者需要长期管饲喂养（>30天）或头颈部肿瘤放疗患者，可首先选择 PEG/PEJ。

（5）恶性肿瘤放疗患者能量目标量推荐为25~30kcal/（kg·d）。在放疗过程中，患者能量需求受到肿瘤负荷、应激状态和急性放射损伤的影响而变化，因此需要个体化给予并进行动态调整。

（6）恶性肿瘤放疗患者推荐提高蛋白质摄入量。对于一般患者推荐1.2~1.5g/（kg·d），对于严重营养不良患者，推荐1.5~2.0g/（kg·d），对于并发恶病质的患者可提高到2.0g/（kg·d）。

（7）谷氨酰胺对降低恶性肿瘤放疗患者放射性皮肤损伤、放射性口腔黏膜炎、放射性食管炎的发生率和严重程度有益处，但对于放射性肠炎的预防和治疗作用缺乏足够的临床证据。恶性肿瘤放疗患者补充ω-3PUFA制剂可能对减少患者炎症反应，保持患者体重有益，但对肿瘤消退和患者生存时间的影响还缺乏高级别研究证据。

四、小结

肿瘤患者在确定放疗至正式开始放疗这一时间窗接受的营养治疗叫作放疗前营养治疗。放疗前的营养治疗对于肿瘤诊断时便存在营养不良的患者至关重要，可以改善患者的营养状况，从而为接下来要接受的放射治疗做好充分的营养准备，保障后续放射治疗的顺利进行。放疗前的营养治疗在治疗路径、营养途径的选择、营养通路建立、目标营养素量的给予方面均应遵循规范路径，图15-2。

放疗对患者的营养状况具有正面和负面双向影响。一方面，放疗可减少肿瘤负荷、缓解肿瘤压迫和梗阻，改善患者营养摄入和营养状况；但另一方面，头颈部放疗所致的味觉敏感度降低、放射性口腔黏膜炎和放射性口干等，胸部放疗所致的放射性食管炎，腹部、盆腔放疗所致的放射性肠炎、肠衰竭等均会影响营养物质摄入、消化、吸收和代谢等全过程，导致营养不良的发生或营养状况的恶化。多项研究均显示，放疗过程中给予肿瘤患者规范化营养治疗对于维持患者体重、减轻放疗副反应、保障放疗顺利完成，提高放疗疗效有重要意义。肿瘤患者放疗过程中的营养治疗见图15-3。

放疗后部分患者由于肿瘤未完全消退或出现放疗急性及远期并发症如头颈部放疗后口干、味觉改变，食管癌放疗后吞咽功能障碍、食道纤维化和狭窄等原因，可能导致养风险和营养不良。因此，建议放疗患者在放疗后应进行定期随访，必要时给予家庭营养治疗（home

营养疗法

第十五章　围放疗期患者的营养治疗

305

nutrition，HN）。家庭营养是指患者在院外接受肠内或肠外营养治疗的方法，包括家庭肠内营养（HEN）和家庭肠外营养（home parenteral nutrition，HPN）。家庭营养治疗要求医师为患者选择和建立适宜的营养途径、制定营养方案、监测营养并发症并对营养过程进行管理。患者放疗后的并发症和营养状况随访及家庭营养治疗流程见图15-4。

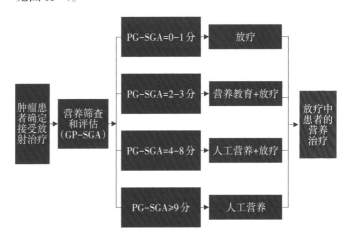

图15-2 放疗前患者的营养治疗路径

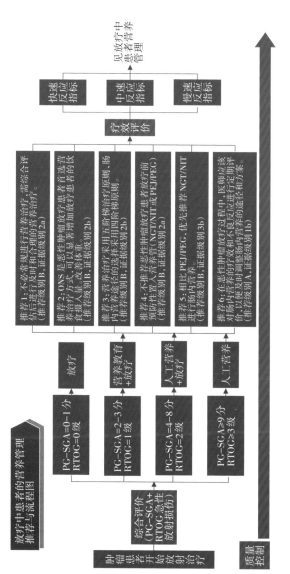

图 15-3 放疗前患者的营养治疗路径

营养疗法

第十五章　围放疗期患者的营养治疗

307

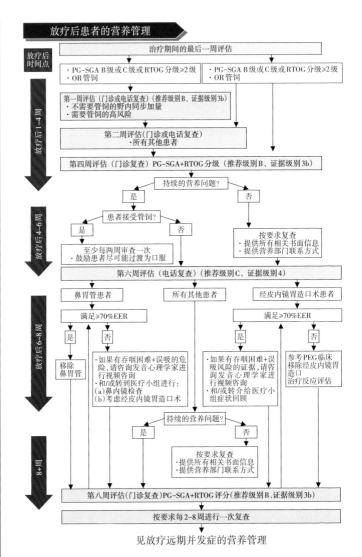

**放疗后患者的营养管理**

治疗期间的最后一周评估

| 放疗后时间点 | |
| --- | --- |

·PG-SGA B级或C级或RTOG分级≥2级
·OR管饲

·PG-SGA B级或C级或RTOG分级≥2级
·OR管饲

**放疗后1-4周**

第一周评估（门诊或电话复查）（推荐级别B、证据级别3b）
·不需要管饲的野内同步加量
·需要管饲的高风险

第二周评估（门诊或电话复查）
·所有其他患者

第四周评估（门诊复查）PG-SGA+RTOG分级（推荐级别B、证据级别3b）

持续的营养问题？

是　　　否

**放疗后4-6周**

患者接受管饲？

是　　　否

至少每两周审查一次
·鼓励患者尽可能过渡为口服

·按要求复查
·提供所有相关书面信息
·提供营养部门联系方式

第六周评估（电话复查）（推荐级别C、证据级别4）

**放疗后6-8周**

鼻胃管患者　　　所有其他患者　　　经皮内镜胃造口术患者

满足≥70%EER　　　　　　　满足≥70%EER

是　　　否　　　　　　是　　　否

移除鼻胃管

·如果有吞咽困难+误吸的危险，请咨询发音心理学家进行视频咨询
·和/或转到医疗小组进行：
(a)鼻内镜检查
(b)考虑经皮内镜胃造口术

·如果有吞咽困难+误吸风险的证据，请咨询发音心理学家进行视频咨询
·和/或转介给医疗小组症状回顾

参考PEG临床移除经皮内镜胃造口治疗反应评估

持续的营养问题？

是　　　否

·按要求复查
·提供所有相关书面信息
·提供营养部门联系方式

**8+周**

第八周评估（门诊复查）PG-SGA+RTOG评分（推荐级别B、证据级别3b）

按要求每2-8周进行一次复查

见放疗远期并发症的营养管理

图15-4　放疗后患者的营养治疗

第十六章

# 抗肿瘤治疗特殊并发症的营养管理

## 一、背景

手术、放疗、药物治疗是目前抗肿瘤治疗的三大主要手段。不同的治疗手段在抗肿瘤的同时，都会不可避免带来相应的并发症。手术和药物治疗的并发症大部分是急性反应，而放射线由于其特殊的生物学效应，其并发症的发生时间、持续时长和管理方式与手术和药物治疗等其他手段均不相同。放射治疗除了在围放疗期可能会产生急性反应（通常在放疗中和放疗后3月内）外，放疗所致的并发症可能出现的时间晚、持续时间长，从放疗后3月-数年不等，即晚期放疗并发症。多种放疗晚期并发症如口腔干燥症、张口困难、吞咽困难、味觉减退、消化吸收功能障碍、便秘/腹泻/大小便失禁等的发生，会严重影响患者放疗后居家期间的营养状况和生活质量，甚至影响患者的肿瘤控制和生存。因此，对晚期放疗并发症进行预防、筛查、诊断、治疗和康复具有重要意义。本章就抗肿瘤治疗的特殊并发症即晚期放疗并发症的营养管理进行文献综述和证据级别分析，以期放射肿瘤医师、营养护士、临床营养师等相关人员在放疗后患者晚期并发症的营养管理方面提供循证规范和决策参考。

## 二、证据

### （一）放疗后唾液腺损伤（放射性口腔干燥症）的营养管理

放射性口腔干燥症是头颈肿瘤患者放射治疗常见的并发症，主要是因为放射线照射损伤颌下腺、腮腺等腺体，腺体的上皮细胞受到射线照射后导致唾液等分泌减少，从而出现口干的情况。唾液在保持牙齿完整性、稀释食物碎屑和细菌以及清洁口腔方面发挥着至关重要的作用。唾液还具有抗菌活性，防止口腔感染，并在上消化道的多种功能中发挥重要作用，包括味觉，食物团的形成，促进咀嚼、吞咽和说话，以及润滑口咽和上食管黏膜。目前尚无治疗口腔干燥症的有效药物，仅能对症缓解症状。对于口腔干燥症的患者，保持口腔水分充足；规避蔗糖、碳酸饮料、果汁和含添加剂的水；定期啜饮水；避免使用可能加重干燥的药物；使用加湿器等，有助于缓解症状。促进唾液分泌可以减少由于口腔干燥症带来的一系列不适症状，进而有效缓解患者的不适感。M胆碱能受体激动剂毛果芸香碱和西维美林可以刺激腺体分泌，毛果芸香碱是美国食品药品监督管理局批准的治疗放射性口腔干燥症的治疗方法，西维美林也是有潜力的口腔干燥症治疗药物，在两项随机对照研究试验中，西维美林显示出较好的耐受性，增加了放疗患者的未刺激唾液分泌，还需要进一步的临床试验来验证。

唾液替代品是缓解放疗引起的口腔干燥症的最有效措施之一，然而，它们只能在口腔中保留很短时间，可能会在患者身上引发过敏反应。一种可食用的唾液替代品，如口腔保湿凝胶，因为它含有缓冲剂，具有中性的pH值，除了可以缓解口腔干燥症外，还可以改善患者的吞咽能力。人工唾液喷剂因其体积小，便于携带。此外，一定浓度的透明质酸溶液在黏度、弹性模数和网络结构方面与唾液相似，同时具有抗菌和抗氧化作用，使其成为可能的唾液替代品。

高压氧疗法可以影响细胞因子分泌、诱导局部血管生成和动员干细胞，这表明它在治疗唾液腺功能障碍方面具有潜力。高压氧疗法已被证明可以改善患者的口干、味觉和吞咽能力。然而，这些研究大多缺乏足够的样本量和合适的对照组。由于安慰剂效应和患者对口腔干燥症的适应等因素，其治疗效果存在争议。放疗后高压氧疗法的最佳开始时间和治疗次数仍有待进一步研究。

放射治疗后唾液减少，口腔菌群改变，容易引发龋病，放射治疗后需注意长期的随访和口腔卫生宣教，对放射性口腔干燥症的管理应贯穿放射治疗的前、中、后三个时期，对患者进行评估，并采取相应的措施，需要多学科协作，保障患者的生存质量。

（二）放疗后咀嚼肌群损伤（张口困难）的营养管理

几乎所有进行头颈部放射治疗的患者，治疗后都可能发生张口困难。由于张口困难暂无特异性治疗手段，目前的治疗以控制张口受限的进展、恢复功能为主。运动治疗通常被认为是治疗张口困难的主要方法，单独使用或与其他方式结合使用均能取得较好的效果。运动治疗能促进颞下颌关节的转动及滑动功能，防止关节僵硬，同时促进局部血液循环，缓解咀嚼肌张力，预防肌肉萎缩，有效改善局部和整体功能。运动治疗的方法较多，最简单的方法是主动下颌运动练习，包括以下几个步骤：患者反复张口和闭口；缓慢地向左移动下颌，随后向右移动；患者将下颌向下伸、前伸、回到原来的位置。手法治疗也能改善放疗后的张口困难。研究表明首次手法治疗后改善收益最大，且尽管增益较小，多次的手法治疗能更好地改善张口困难。晚期患者、多线肿瘤治疗患者、治疗后5年以上的患者也能从手法治疗中受益。全身麻醉下强迫张口可以改善牙关紧闭，但效果往往是短暂的，并且可能并发牙槽骨折和邻近软组织破裂。一项非对照研究显示，冠状突切除术可有效改善头颈癌患者难治性牙关紧闭。肉毒杆菌毒素注射对治疗放射性纤维化综合征的特定并发症具有潜在益处。将肉毒杆菌毒素注射到头颈癌患者咬肌中虽不能缓解由于放射性纤维化诱发的张口受限，但可减少疼痛和咀嚼肌痉挛。动态颌骨张开装置作为多模式治疗的一部分，可有效改善与头颈癌及其治疗相关的张口困难。

早期治疗对预防发生严重的、不可逆的挛缩很重要。虽然证据有限，但颌部锻炼、被动运动装置和夹板可能有一定帮助，可在早期使用。一项随机对照试验表明，对放疗后的鼻咽癌患者进行三个月的康复训练能有效改善张口困难。对22名放疗联合康复训练的头颈癌患者进行10年以上的随访显示，患者牙关紧闭的状况在6~10年间适度恶化，术后总体生活质量良好。

（三）放疗后吞咽肌群损伤（吞咽障碍）的营养管理

吞咽障碍治疗包括多个方面，以团队合作模式完成，医生、护士、治疗师各司其职，同时应密切配合，主要从营养管理、促进吞咽功能、代偿性方案、外科手术4个方面。

营养是吞咽障碍患者需首先解决的问题，应根据患者营养的主客观评估指标及功能状况选择经口进食或经鼻胃管喂食，也可间歇性经口胃管或食管喂食。胃食管反流严重者可经鼻肠管喂食、经皮内镜胃造瘘术给予胃空肠喂养，或全肠道外营养等。根据国内外的报道，留置鼻胃管超过4周的患者，建议给予胃造瘘术，通过胃管实施直接胃或空肠喂养。对于病情平稳的吞咽障碍患者，根据活动和消耗情况推荐25~35kcal/（kg·d）；对于重症、病情不稳的患者，可适当减少热量至标准热量的80%左右。蛋白质供给按1~2g/（kg·d）标准，水的供给参考标准为30mL/（kg·d），根据情况增减。对于管饲患者，普通食物经加水稀释成流质食物后能量密度较低，往往达不到目标量，建议使用专用肠内营养素提高能量密度。

促进吞咽功能恢复，包括口腔感觉训练、口腔运动训练、气道保护、低频电刺激疗法、表面肌电生物反馈训练、食管扩张术、针刺治疗等。

代偿性方案，包括食物调整、吞咽姿势的调整、进食工具的调整、环境改造。

外科手术治疗，包括对于经康复治疗无效或代偿无效的严重吞咽障碍，可以采取外科手术治疗。

此外，神经肌肉电刺激和中医针灸也具有一定作用。

吞咽障碍的康复还包括：①康复训练：康复治疗可分为间接训练（基础训练）和使用食物同时并用体位、食物形态等补偿手段的直接训练。②口腔护理：有效的口腔护理要求清洁整个口腔黏膜、牙齿、舌、齿颊沟及咽喉部，保持口腔处于一种舒适、洁净、湿润的状态。③饮食管理：根据患者吞咽功能、营养状态和医师、治疗师建议，选择不同的进食途径，并给予相应的饮食护理和管道护理。④呼吸功能训练：指导患者采用腹式呼吸、缩唇呼吸训练、主动循环呼吸训练提高呼吸系统的反应性。⑤健康教育：住院期间对照顾着做好防误吸知识及基本护理技能指导，出院计划包括对患者自我管理能力及家属照顾能力的培训。

（四）放疗后味蕾损伤（味觉减退）的营养管理

对于放疗性味觉减退，临床医师应该在放疗前尽量预防此类副作用的发生，最关键的措施在于放疗计划的设计和实施的过程中尽可能保护正常器官。近期研究发现，味觉障碍的严重程度与口腔和舌头的辐射剂量有关，同时患者的严重味觉障碍的严重程度与口腔和舌头的辐射剂量之间成正比。

在实际工作中，调强放疗（IMRT）的广泛使用使头颈部鳞癌放疗患者的肿瘤控制率和总生存率大大提高，但随着放疗剂量的增加，放疗相关毒性反应发生率也相应增加。同时，使用软木塞等口腔填充物可使舌头、唾液腺等正常组织所接受的放疗剂量降低，从而减轻口腔黏膜炎及味觉减退等副反应的发生。近年来，随着质子/重离子放疗在癌症治疗中的应用，头颈部肿瘤的放疗可达到比光子更精准的效果，使周围正常组织的照射剂量大大减少，从而最大限度地减少味觉减退等相关放疗副反应。尤其是调强质子放疗技术（IMPT），在与IMRT进行对比的口咽癌相关研究中，IMPT组患者食欲和味觉减退明显减轻，提示IMPT可以很好地降低放射性味觉减退的发生率。对于放射性相关味觉减退的预防，最重要的措施是对味蕾的保护，随着IMRT、IMPT等技术的发展，肿瘤的放射治疗越来越精确，放疗相关味觉功能障碍的发生率也会越来越低。除了对放疗计划的改进外，口腔护理也可以有效预防放射性味觉减退的发生，近期的两项相关研究显示，使用氯己定、碳酸氢钠、口腔冲洗等措施可以有效预防或改善患者的味觉障碍。

放射治疗引起的味觉障碍一般包括味觉减退或消失、味觉倒错、幻味觉等，由于味觉以患者主观感受为主，往往难以进行评估和量化。尽管如此，在放疗开始前及治疗过程中应对患者进行味觉障碍筛查，提前了解患者味觉状况。目前临床常用的味觉评估测试主要使用不同种类的溶液来确定患者的味觉阈值，同时也需要患者识别出不同的味觉类型，目前常用的味觉障碍筛查技术主要包括：全口腔测试法、滤纸盘法、味觉测量法等。有研究招募了晚期癌症患者并使用提前验证好的味觉试纸及嗅探棒对他们的嗅觉和味觉进行测试，发现很多晚期肿瘤患者均存在不同程度的嗅觉、味觉减退。对于进行放射治疗的头颈部恶性肿瘤患者，Dorr等人近期进行的一项前瞻性研究发现94%的患者会在放疗后第11天开始出现一级味觉障碍，而33%的患者在开始治疗后24天出现二级味觉障碍。

放射性味觉减退发生后，一般可以从饮食和药物两种方法进行治疗。饮食方面，可以多饮水，多吃一些清淡的食物，避免因为味觉功能减退而摄入过多油腻和高盐的食物，同时还可以多摄入一些促进食欲和唾液分泌的食物，保证营养状态良好。药物治疗方面，可通过营养神经、补充微量元素、促进食欲等类型的药物进行调理，如甲钴胺、甲地孕酮、氨磷汀等。对于放射性味觉障碍的临床治疗，目前尚没有标准的方案，唯一进行过随机对照临床试验的治疗方式是锌剂治疗。近期的一项Meta分析纳入了2003~2017年进行的研究后发现：与安慰剂相比，通过锌剂治疗后的患者放射性相关性味觉障碍发生率降低，但对于味觉的后期恢复的效果不明显。

味觉的恢复通常在放射治疗完成后4~5周开始，目前尚不清楚射线对味蕾造成的损伤是暂时性还是永久性。味觉的丧失及恢复难以通过实验室检查进行量化评估，唯一可以确定的是放射线引起的味蕾萎缩程度与舌头的受照射剂量相关，放疗过程中对舌头的保护以及放疗后的营养支持对味觉减退的康复至关重要。临床上常用的药物包括硫酸锌，在放射治疗完成后持续给药4周左右，可促进患者放疗后的味觉康复。在饮食方面，通过补充谷氨酰胺、乳铁蛋白以及鱼油等可以帮助患者味觉功能更快康复。Wang 等人的一项研究纳入了 12 名放化疗后出现味觉障碍的患者，通过口服补充乳铁蛋白进行干预，结果发现补充乳铁蛋白一个月后，患者的味觉及嗅觉功能障碍均较前好转。

（五）放疗后胃和小肠损伤（消化吸收功能障碍）的营养管理

对于急性胃肠损伤导致功能障碍患者，ESICM-WGAP 建议根据 AGI 分级启动最低剂量肠内营养（20mL/h），随后在 AGI Ⅰ级病人中将营养剂量增加至计算能量的 100%；对 AGI Ⅱ级或 AGI Ⅲ级病人，建议从最低剂量开始尝试，根据症状给予其他治疗（如促胃肠动力药）；而对于 AGI Ⅳ级病人则不建议给予肠内营养。

恶性肿瘤放疗患者能量摄入推荐量为 25~30kcal/（kg·d），但应根据肿瘤负荷、应激状态和急性放射损伤动态调整。在营养不良的早期，不要求一开始就达到目标需求，低热卡肠内营养可能更安全，过程中应密切监测患者肠内营养耐受情况，根据喂养耐受评分，及时调整喂养速度。

对于消化和吸收功能障碍的患者需要明确患者的病

因、发生部位，以及营养治疗的目的，选择不同的营养治疗途径。头颈部肿瘤放疗患者因唾液腺损伤、味觉损伤引起营养不良，早期可以通过口服营养制剂补充，根据RTOG分级，对于PG-SGA大于3分，RTOG大于2级患者，可以选择鼻饲胃管、经皮胃造瘘等途径进行营养支持。对于胸部肿瘤患者可以参考头颈部放疗患者的治疗。单纯胃部损伤可考虑空肠造瘘，对于合并下消化道出血患者，肠内营养应慎用，可考虑肠外营养支持治疗，并治疗消化道出血。

对于消化和吸收功能障碍的患者选择耐受的肠内营养配方才是合理的喂养方案。根据患者的年龄、性别、原有饮食结构、肿瘤位置、消化道损伤程度、应急状态等选择合适的配方，常用肠内营养配方包括短肽型预消化配方、中链甘油三酯营养配方及含益生菌配方等。由于肠上皮细胞吸收短肽，水解蛋白营养配方可应用于整蛋白不耐受重症病人；中链甘油三酯营养配方可快速被小肠吸收、肝脏代谢，易被消化，可改善胃排空，部分降低胆囊收缩素、胰高血糖素样肽-1等胃肠激素分泌。此外，乳杆菌作为益生菌和肠道共生菌对于肠道健康有益，其通过保护肠隐窝干细胞、维持肠道屏障和抗氧化的作用，可预防和治疗放疗相关性腹泻，但是对于其用法、用量和用药时长还需要进一步的临床研究。此外，有研究显示肠道菌群移植是治疗放射性肠损伤的有效手段，同时可以改善肠道菌群紊乱，有利于蛋白合成和促进糖类吸收。

腹痛和消化不良可采用抑酸药物治疗，包括质子泵抑制剂。可能长期使用有助于避免晚期溃疡。严重腹痛的患者可按"三阶梯原则"使用麻醉和非麻醉类镇痛药。对于严重放射性消化道损伤，包括食管、胃肠道溃疡形成、穿孔、出血和合并感染的患者，需要考虑积极手术干预，包括局部电凝、局部切除、手术改道等外科治疗。同时根据患者的具体情况选择合适的肠内、肠外营养支持治疗方式。

在精准放疗时代，放疗所致的消化和吸收功能多为短期可自行恢复，部分患者可能出现病情反复或发展为慢性，需要进行康复训练和中医药调理，同时加强对患者心理疏导。

（六）放疗后直肠、肛门括约肌损伤（便秘/腹泻/大便失禁）的营养管理

此部位最常见的晚期并发症是肛门直肠溃疡。还可

能发生肛门狭窄或肛门直肠瘘。临床表现常为肛门疼痛和大便失禁。病例报告中，口服维生素 A 和高压氧可能有助于治疗肛门直肠溃疡。目前没有大型对照试验评估放射性直肠损伤的治疗。放射性直肠损伤的治疗经验大部分来自病例报告和小型临床试验。对于放疗引起的慢性肠道损伤仍没有非常有效的治疗手段。非手术性治疗包括益生菌、激素、非甾体类消炎药、抗生素、高压氧等治疗。此外手术治疗、内镜治疗、菌群移植也是目前的治疗方式。谷氨酰胺灌肠液和促进肠道黏膜修复的生长因子可促进肠道黏膜的修复。福尔马林、抗生素、激素、非甾体类消炎也可用于灌肠。根据症状的不同，可使用多种药物混合后灌肠。

患者出现腹泻时，予以止泻治疗，应嘱患者避免摄入高纤维食物，例如水果、蔬菜及全谷物，否则可能加重腹泻和便急，避免吃易产气的食物如糖类、豆类、洋白菜、碳酸饮料，可选用有止泻作用的食物：焦米汤、蛋黄米汤、胡萝卜泥等。一篇随机对照试验的 Meta 分析表明，预防性益生菌治疗有助于缓解放疗所致腹泻。腹泻较重时可服洛哌丁胺 2mg，根据严重程度调整使用量，合并便血时要暂停放疗，适当给予皮质醇类激素治疗。

若病情迁延不愈，症状持续 3 个月以上，则发展为慢性放射性肠炎。

严重的腹泻将导致患者的营养吸收不良，使患者在承受肿瘤所带来的消耗同时，发生更严重的营养不良。当癌症患者处于营养不良或恶病质状态时，其放疗耐受能力下降。

患者出现便秘时，可使用大便软化剂治疗。应增加含膳食纤维素的摄入，如蔬菜、水果，可多食海带、香蕉、蜂蜜、核桃、花生等润肠通便的食物。多饮水，每日清晨空腹口服一杯淡盐水或白开水，有助于排便，每日饮水量达 3000ml 以上。

患者出现盆底肌损伤出现大便失禁时，盆底肌力、协调性受损，可考虑接受神经肌肉再教育、生物反馈治疗，和电刺激。如出现狭窄时，可考虑行肛门扩张，必要时可考虑手术。

营养支持在抗肿瘤治疗过程中的应用在临床上已得到普遍的共识。对放疗有明显的治疗反应的恶性肿瘤患者，如果已有明显营养不良则应在放疗同时进行营养支持；如果在放疗过程中严重影响摄食并预期持续时间大于一周，而放疗又不能中止，或即使中止后在较长时间不能恢复足够饮食者，应给予营养支持。营养治疗通过改善营养状态来改善器官功能、免疫状态，减少抗肿瘤治疗引起的毒副反应，从而发挥改善病人预后的作用。

营养咨询及营养支持可以明显改善盆腔肿瘤放疗患者营养状态和生活质量。营养治疗可采用五阶梯治疗，首先选择营养教育，然后依次向上逐级选择口服营养补充、全肠内营养、部分肠外营养、全肠外营养。口服营养补充是理想途径，放疗患者应尽可能采用经口摄入。肠内营养最符合人的生理，是一种较好的营养摄入方法，肠内营养能够保持胃肠道的完整，避免细菌易位的危险。对于严重腹泻、肠梗阻建议肠外营养。肠外营养容易发生外周或中心静脉感染。如果患者身体情况允许，建议尽早由肠外营养改为肠内营养。

晚期放射性损伤导致的腹泻/便秘可能在较长的时间持续，需要患者定期咨询营养师，及时监测体重、饮食情况，由专业团队指导行盆底锻炼、盆底物理治疗、生物反馈治疗、中医肛肠专科等。对于出现腹泻时，使用止泻药，坚持无乳糖、低纤维和低脂肪饮食。必要时可考虑使用激素，如果条件允许，可考虑使用高压氧治疗。出现梗阻症状时，使用大便软化剂，同时增加膳食纤维摄入，必要时考虑手术治疗。

## 三、推荐意见

（1）放射性口腔干燥症的营养康复应贯穿放疗的前、中、后三个时期，并需多学科协作。唾液分泌促进药物、唾液替代品是缓解放疗引起的口腔干燥症的最有效措施之一。

（2）推荐采用运动治疗、手法治疗、冠状突切除术、肉毒杆菌毒素、动态颌骨张开装置、颌部锻炼、被动运动装置和夹板等方法，对放疗后咀嚼肌群损伤（张口困难）进行营养康复。

（3）放疗后吞咽障碍治疗需要以团队合作模式完成，医生、护士、治疗师各司其职，密切配合，从营养管理、促进吞咽功能、代偿性方案、外科手术4个方面进行营养康复。

（4）临床医师应该在放疗计划的设计和实施的过程中尽可能保护正常器官，以预防和减轻味觉减退的发生。推荐采用营养神经、补充微量元素、促进食欲、锌剂等药物进行放疗后味觉减退的营养康复。

（5）对于放疗后消化和吸收功能障碍的患者需要明确患者的病因、发生部位，可以通过乳杆菌、肠道菌群移植、外科手术等方法治疗放射性胃肠损伤。

（6）推荐采用益生菌、激素、非甾体类消炎药等，以及止泻治疗、神经肌肉再教育、生物反馈治疗，和电刺激等对放疗后直肠、肛门括约肌损伤进行治疗和康复。

### 四、小结

放射性口腔干燥症是头颈肿瘤患者放射治疗常见的并发症。毛果芸香碱是美国食品药品监督管理局批准的治疗放射性口腔干燥症的治疗方法，西维美林也是有潜力的口腔干燥症治疗药物。唾液替代品是缓解放疗引起的口腔干燥症的最有效措施之一。高压氧疗法在治疗唾液腺功能障碍方面具有潜力。放射性口腔干燥症的管理应贯穿放射治疗的前、中、后三个时期，需要多学科协作，保障患者的生存质量，具体流程见图16-1。

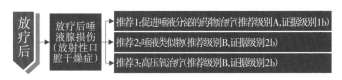

图16-1　放疗后唾液腺损伤（放射性口腔干燥症）的营养

管理

放疗后张口困难，主要是高剂量照射后颞颌关节、咬肌和翼状肌的受损及纤维化引起。严重的张口困难,可影响患者的进食和咀嚼功能,从而减少患者营养摄入和消化吸收,导致患者营养不良的发生。运动治疗、手法治疗、冠状突切除术、肉毒杆菌毒素、动态颌骨张开装置、颌部锻炼、被动运动装置和夹板等方法是放疗后咀嚼肌群损伤(张口困难)的营养康复的主要方法,见图16-2。

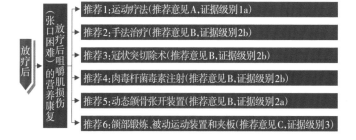

图16-2　放疗后咀嚼肌群损伤(张口困难)的营养管理

放射治疗相关吞咽障碍是头颈部肿瘤患者常见的并发症,易引发误吸、吸入性肺炎及营养不良等并发症,严重者甚至需要肠内或肠外营养。吞咽障碍治疗包括多个方面,以团队合作模式完成,医生、护士、治疗师各司其职,同时应密切配合,主要从营养管理、促进吞咽功能、代偿性方案、外科手术4个方面,见图16-3。

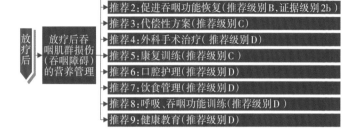

图 16-3　放疗后吞咽肌群损伤（吞咽障碍）的营养管理

对于接受放射治疗的肿瘤患者，特别是头颈部恶性肿瘤的患者，放射性味觉减退发生率非常高，因此在放疗后对放射性味觉减退的康复非常重要。放射性味觉减退发生后，一般可以从饮食和药物两种方法进行治疗。药物治疗方面，可通过营养神经、补充微量元素、促进食欲等类型的药物进行调理，如甲钴胺、甲地孕酮、氨磷汀等。临床上常用的药物包括硫酸锌，在放射治疗完成后持续给药4周左右，可促进患者放疗后的味觉康复。放射性味觉减退的治疗见图 16-4。

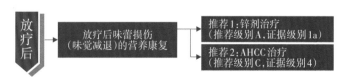

图 16-4　放疗后味蕾损伤（味觉减退）的营养管理

腹部放疗患者应该在放疗中和放疗后高度关注患者的消化系统功能，及时给予预防和治疗，以减少营养不良发生。对于放疗后消化和吸收功能障碍的患者需要明确患者的病因、发生部位，以及营养治疗的目的，选择不同的营养治疗途径。适当抑酸药物治疗有助于减轻胃溃疡等消化不良，乳杆菌、肠道菌群移植、外科手术是治疗放射性肠损伤的有效手段，见图16-5。

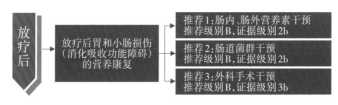

图 16-5　放疗后胃和小肠损伤（消化吸收功能障碍）的营养管理

慢性放射性直肠炎是腹盆腔肿瘤放疗后常见的不良反应之一。患者也可能会因肠道狭窄而出现排便梗阻症状，包括便秘、排便紧迫感、直肠疼痛、充溢性大便失禁等。因此晚期放射性损伤所导致的腹泻、便秘，营养康复至关重要。推荐采用全身治疗，如益生菌、激素、非甾体类消炎药等，以及止泻治疗、神经肌肉再教育、生物反馈治疗，和电刺激等治疗放疗后直肠、肛门括约肌损伤（便秘/腹泻/大便失禁），见图16-6。

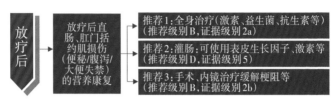

图 16-6　放疗后直肠、肛门括约肌损伤（便秘/腹泻/大便
失禁）的营养管理

# 第十七章

# 医院社区居家分级营养管理

## 一、背景

近年营养不良带来的问题日益受到关注，2019年广东省某医院对52999例住院患者进行NRS2002风险筛查，某些科室营养风险发生率达到22.2%，住院期间被诊断为营养不良的病人也在逐年增加。营养不良是肿瘤的重要发生发展因素，是肿瘤患者最常见的并发症。它严重削弱了控瘤疗效、使并发症增加、死亡率升高、生存率降低、住院时间延长、医疗费用增加，影响贯穿整个肿瘤病程，已经成为一个严重的公共卫生问题。肿瘤患者是发生营养不良的高危人群，有疾病本身的影响，还有治疗引起的相关症状，晚期患者还可能出现恶病质而发生代谢紊乱，营养不良程度更为严重。2020年发表的一项观察性多中心研究，表明我国三甲医院住院肿瘤患者营养不良的发病率达80.4%。该研究的47488例常见肿瘤中，仅31%的患者接受了营养治疗，68.78%未获任何营养治疗。获得营养治疗的31%患者中，接受肠外营养治疗仅14.64%，接受肠内营养治疗更低，仅9.05%，接受肠内肠外联合营养治疗最低，仅7.53%。在住院治疗期间，医护人员可根据患者情况进行合理的营养治疗，但多数肿瘤患者更多时间是在家中而非在医院度过。所以加强肿瘤患者营养不良的居家预防和治疗，并强化营养管理意义重大。

社会经济发展和医疗技术水平的地区间差异及肿瘤患者家庭状况、宗教文化背景不同等因素，对肿瘤患者家庭营养治疗影响极大，这在不同国家和地区也差异极大。近年围绕肿瘤患者从医院到家庭的营养管理已有文献发表，2015年中国抗癌协会肿瘤营养与支持治疗专业委员会首次提出的"HCH"（Hospital，Community health service organization–Home）和2016年提出的"H2H"，即"Hospital to Home"，是把患者的营养治疗从医院扩展到出院/院外，将单一治疗方式丰富为多形式的治疗方案，且以患者为中心，参与人员不仅包括临床营养师、专科医生、社区医生和护士，还有患者及其家属参与，由此减少了再入院可能。此外国民营养计划（2017–2030年）中开展临床营养行动内容也倡导：建立从医院、社区到家庭的营养相关慢性病患者长期营养管理模式，开展营养分级治疗。

时至今日，针对肿瘤患者家庭营养治疗高级别的循证医学证据仍较少，社区作为医院与家庭的联结，相关社区居家分级营养管理的参考就更少。分析近期国内外发表的相关指南可以发现，相关指南已对此方面内容给予关注并以专家共识等方式予以体现。

## 二、证据

### （一）医院

医院在营养管理中扮演主要角色，发挥核心作用。故以 Hospital 的英文字母表述如下：①H，homestasis，内环境稳定。医院在营养管理中的一个重要作用是维护患者的内环境稳定，维持生命体征稳定也是营养支持的先决条件。②O，organ dysfunction/failure，器官功能不全或衰竭。入院治疗的营养不良患者多数有器官功能不全或衰竭，因此，维护并改善器官功能是医院营养管理的另一重要任务。③S，severe malnutrition，严重营养不良。医院营养管理的对象是严重营养不良患者，而非轻、中度患者。④P，precise nutrition therapy，精准营养治疗。医院营养管理实施的是精准营养治疗，多数不是普通营养支持。⑤I，invasive，有创。有创营养通路的建立，如经皮内镜下胃造瘘/空肠造瘘、手术空肠造瘘等应该在医院内实施。⑥T，team，团队。医院营养管理应该重视团队建设，充分多学科整合治疗，即 MDT to HIM 的作用。⑦A，academic，学术。医院营养管理的重要内容之一是推动营养和营养管理的学术研究，促进营养学科建设。⑧L，level 3 diagnosis，三级诊断。医院营养管理的任务应负责营养不良的三级诊断，即整合评价，也就是确诊。对营养不良进行多维度分析，即了解患者有无应激、炎症、代谢紊乱及能耗水平高低。

医院营养管理的第一步是营养筛查和评估，其结果将为进一步的营养支持提供基础。可用的营养筛查及评估工具包括PG-SGA、NRS 2002、MUST、SGA、MNA等。常用的住院患者营养风险筛查工具为NRS 2002。PG-SGA是一个适合肿瘤患者进行营养不良筛选的量表，中国的INSCOC项目，结论显示PG-SGA评分越高，与患者年龄、并发症、放疗情况呈正相关，与患者BMI、血清白蛋白、HDL-C水平呈负相关。

（二）社区

社区是营养管理的主要场所和最重要的实施单位，在营养管理中发挥作用最大，扮演角色最多，担任任务最重。尽管我国社区（卫服机构）营养管理刚刚起步，却是大势所趋，是国家政策支持并鼓励的发展方向。以Community的英文字母表述如下：①C，counseling，咨询。社区（卫服机构）营养管理的一个主要任务是营养咨询与教育，对各种疾病（包括慢性病、肿瘤）患者一般每1~3月一次，对其他社区居民每6~12月一次。营养咨询与营养教育是营养不良五阶梯治疗的基础，是第一阶梯，适于所有营养不良患者、所有营养管理对象。②O，official obligation，法定义务。社区卫服机构承担了很多政府法定义务，如肿瘤防治等，其中涉及很多营养相关的法定义务，包括肿瘤相关的营养不良任务。③M，mild to moderate malnutrition，轻、中度营养不良。社区卫服机构营养管理的对象主要是轻、中度营养不良患者，与医院营养管理的对象（严重营养不良）不同，充分体现了营养的分级管理和营养不良的分级治疗。④M，media，中介。社区卫服机构在整个营养管理链条中处于中介地位，担负着沟通政府、医院及患者的责任。⑤U，understanding of the benefits of nutrition 理解营养干预的益处。社区卫生服务机构是国家医保政策的落脚点，其营养管理的一个重要内容是让政府、居民及患者理解营养干预的重要性和益处，纠正营养干预浪费医疗费用的错误观念，理解营养干预是节约医疗费用、减少经济负担的有效举措。⑥N，nursing home，护理院。社区卫服机构营养管理的另一个重要场所是各种各样的护理院，包括养老院、宁养院、精神病院。护理院的照护对象是社区卫服机构营养管理的重要人群。⑦I，individual management，个体化管理。社区卫服机构营养管理的一个重要任务是为患者，甚至居民建立营养及健康档案，实施个体化、针对性管理。⑧T，tube feeding，管饲。非创伤营养通路的建立、维护及其管饲、有创营养通路建立后的维护及管饲均可并应在社区卫服机构完成。⑨Y，yearly checkup，nutrition screening&assessment，每年一次体格检查，包括营养筛查与评估即营养不良的一、二级诊断。对普通社区居民组织并实施每年一次的体格检查，内容包括营养筛查与营养评估。

（三）家庭

家庭是营养管理的基础单元，是实现个体自我营养管理的场所。以 Home 的英文字母表述如下：①H，healthylife/lifestyle 健康生活及健康生活方式。养成良好的健康生活习惯，遵从健康生活方式是家庭营养管理的最重要内容，更是营养预防的核心内容。②O，oral nutritional supplements，ONS口服营养补充，家庭营养管理的一个重要内容是 ONS，养成 ONS 的习惯。③M，memo，备忘录。家庭营养管理的另一重要内容是学会记录，每周记录自己的体重，每日记录自己的摄食量、大小便，每次记录饮食、ONS后的不适症状和不良表现。良好的记录有助于医务人员及时准确判断患者的营养状况和疾病状态。记录的内容不仅局限于营养状况，还包括生命体征等。非自主性体重丢失、持续食欲下降及摄食量减少，应及时到社区卫服机构或医院就诊。④E，exercise，运动。运动是个体营养管理的重要内容。研究发现，运动是预防疾病、治疗疾病（包括肿瘤）的有效措施。良好的运动习惯强身健体有助于减少疾病，促进康复。除了HCH模式以外，用H2H模式也对肿瘤患者从医院到家庭整个过程的营养治疗规范管理进行了探索。最近的一项研究表面H2H营养管理模式对胃癌术后病人进行护理，可以显著地提高病人治疗后的生活质量、营养状况，提高治疗效果，值得推广应用。不论是HCH模式，还是H2H模式都把家庭作为营养治疗的重要组成部分。

进行家庭营养治疗的患者必须由营养专业小组来选择和决定，患者和照顾者必须进行专业教育，必须由经过培训后熟练掌握专业技术的医护人员对其进行定期营养评估和监测。国内的MDT to HIM团队已经逐步参与到肿瘤患者的家庭肠内营养治疗过程，但肿瘤患者家庭肠外营养治疗中 MDT to HIM 团队相关报道较少。本指南建议 MDT to HIM 团队需要全程介入患者的营养治疗，包括肿瘤的治疗过程。也有研究建议 MDT to HIM 团队的医护人员在患者出院前须对患者和相关人员进行家庭肠外营养技术和相关知识的培训和教育，还应对接受营养治疗的患者进行定期随访和监测。对患者的代谢情况进行全面和系统的了解，及时发现和避免潜在的并发症，并据随访和监测结果及患者的病情变化调整营养处方。

1.家庭肠外营养

家庭肠外营养主要适用于出院后仍有口服或管饲不足、需要接受较长时间（超过2周）肠外营养治疗的肿瘤患者。研究认为，若无法治愈的肿瘤患者（incurable cancer patients）不能通过进食、ONS 或肠内营养满足患者需求，由于营养不良可造成患者死亡，应启动家庭肠外营养治疗。居家的晚期胰腺癌患者进行家庭肠外营养治疗的研究，发现早期接受家庭肠外营养的患者能从营养治疗中获益，表现为生存期延长、体重增加、食欲改善等，生物电阻抗的多项指标也有明显改善。法国一项研究表明家庭肠外营养可改善肿瘤患者的营养状况和生活质量；美国也有类似的研究报告。同时，家庭肠外营养是否启动要考虑肿瘤患者的预期生存时间。已有研究显示，预期生存时间仅为数周的患者，其死亡原因主要是原发肿瘤而非营养不良，患者的自主活动能力和生活质量均处于较差的水平，故不推荐对这类患者实施家庭肠外营养。

我国的家庭肠外营养治疗起步于20世纪80~90年代，如吴肇汉等采用全肠外营养方式对短肠综合征患者行营养治疗；蔡威等报道采用家庭肠外营养和口服喂养相结合的方式，治疗新生儿短肠综合征。但是，家庭肠外营养实施要求较高，国内尚且处于发展的初期阶段。2009年李强报道7例晚期卵巢癌患者接受家庭肠外营养，患者的生活质量得以改善，营养不良状况得以缓解，但并发症较多。最近国内家庭肠外营养的临床报道显示，接受家庭肠外营养的晚期结直肠癌伴肠梗阻患者，用健康调查量表36（36-item short form health survey，SF-36）分析，其KPS评分以及血清前白蛋白浓度显著高于未接受家庭肠外营养的对照组患者，平均生存时间和3个月生存率也明显高于对照组，提示家庭肠外营养可改善晚期恶性肠梗阻患者营养状况、体力水平及生活质量。

有研究显示，恶性肿瘤患者采用较高脂肪比例（如，葡萄糖：脂肪酸=1：1）的肠外营养配方进行供能，具有较好的节氮功能，有助于改善患者的预后。对脂肪供能总量限制和必需脂肪酸的比例：每日脂肪的乳剂供给不应超过1g甘油三酯/kg，必需脂肪酸的供给量不少于7~10g。有证据显示肿瘤患者接受肠外营养治疗时，添加ω-3不饱和脂肪酸（鱼油）能降低术后炎性反应，缩短住院时间。近期研究分析家庭肠外营养不同脂肪乳剂配方的优劣，显示SMOF（含有大豆油、中链甘油三酯、橄榄油和鱼油）脂肪乳剂能改善患者的抗氧化状态和肝脏功能，避免必需脂肪酸缺乏。此外，谷氨酰胺作为肠外营养中重要的营养素，有较好的有效性和安全性，合理应用可减少术后并发症、缩短住院时间。对需要长期接受肠外营养治疗的患者，特别是部分需要全肠外营养治疗者，缺乏谷氨酰胺摄入可能导致肠道屏障受损，甚至出现感染性休克的发生风险。因此，长期接受家庭肠外营养的患者应考虑补充适量的谷氨酰胺。

在输注方式上"全合一"营养液比营养素单瓶输注

更安全、有效和经济，是最合理的肠外营养输液方式。2016年，一项系统评价显示，多腔袋制剂与感染风险降低有一定的关联。研究认为，家庭肠外营养的配方应易于混合和输注，以方便患者和医护监护者实施家庭治疗。对病情稳定且营养处方变化不大，或仅需部分补充肠外营养患者，可采用标准化、工业生产的肠外营养产品。多腔袋肠外营养制剂可简化肠外营养配制过程，避免家中配制可能存在的污染风险，同时也可根据患者需要，对电解质、维生素和微量元素进行调整。早期国内家庭肠外营养主要以配制的"全合一"肠外营养制剂为主，最近国内的小样本研究也报道了部分肿瘤患者采用三腔袋制剂进行家庭肠外营养治疗。但超过2个月后有的患者出现了肝脏功能异常，提示长期接受肠外营养治疗需要考虑三腔袋的脂肪乳剂配方对肝功能的影响。

家庭肠外营养营养液需要严格无菌操作技术及配制流程，在专业人士的指导后或由专业人士完成肠外营养制剂的配制。研究指出对家中进行家庭肠外营养配制：首先肠外营养配制需要相对独立的房间放置超净工作台，并备有防尘设备、紫外线或电子灭菌灯等装置；其次需要有放置药品、器械及相关材料的空间。肠外营养配制由经过专业培训的家庭人员严格按照无菌操作技术、规范的配制操作流程完成。配液所用设备和设施需要定期消毒灭菌，有条件家庭应定期做配液室内空气、净化工作台台面及有关无菌物品的细菌培养。国内亦有报道家庭肠外营养由医院的全肠外营养配制中心进行配制，经专科护士送到患者家中进行输注。

2.家庭肠内营养

对病情稳定仍需在家庭或社区康复的患者，HEN无疑是最佳选择。但HEN在国内外的开展存在差异，我国尚处初级阶段。目前国内HEN研究以消化系统疾病最常见，其次为头颈部肿瘤和神经系统患者。在无法通过进食和ONS满足家居肿瘤患者需求时，应考虑启动HEN的实施，HEN具有更好的经济性。我国研究发现，对消化道肿瘤术后患者实施HEN，不仅可限制体质量丢失、改善营养不良，还有助患者顺利完成化疗计划并提高生活质量。HEN的营养支持途径包括口服营养补充和管饲喂养，研究发现PEJ管对未接受剖腹手术的上消化道晚期肿瘤患者是更加有效的途径。在肠内营养配方方面，应适当提高蛋白质的含量并调整与机体免疫相关的营养素含量，为肿瘤患者提供每日所需的营养物质，改善营养状况提高其生活质量。近期也有研究对我国肿瘤患者HEN治疗规范化管理进行了总结，肠内营养的启动需要经过MDT to HIM团队对肿瘤和胃肠功能进行评估，包括患者营养状况，预计营养治疗时间等，即能否或愿否配合MDT to HIM进行自我营养监测及营养师的定期随访。此外要选择和建立合适的营养治疗通路，并根据患者的实际营养状况制订HEN治疗方案，对患者和家属进行健康宣教。

### 三、推荐意见

（1）推荐多学科整合诊疗即MDT to HIM作为医院内营养治疗的标准工作模式。

（2）优先选择HCH营养管理模式作为肿瘤患者分级营养治疗管理模式。

（3）组建MDT to HIM团队，以全程参与患者家庭营养的实施，包括治疗方案的制订、人员的教育培训、患者的随访、监护以及并发症的防治。

（4）无法通过进食和ONS满足家居肿瘤患者需求时，应考虑HEN的实施。

（5）无法治愈的肿瘤患者不能通过进食、ONS或口服营养满足患者需求，又因营养不良可造成患者死亡，应启动家庭肠外营养治疗。

（6）长期家庭肠外营养配方可添加n-3不饱和脂肪酸并补充适量谷氨酰胺。

（7）接受家庭肠外营养的肿瘤患者应采用"全合一"配方的肠外营养治疗方案。

（8）家庭肠外营养需要建立肠外营养配制室，严格按照无菌操作技术及配制流程，并在专业人士指导后进行肠外营养制剂的配制。

四、小结

肿瘤住院患者存在营养风险或营养不良比例较高。出院后，由于缺乏专业的营养管理，肿瘤患者的营养状态会恶化。医院或家庭营养治疗可使肿瘤患者获益。目前我国对住院肿瘤患者营养筛查及治疗开展较多，但患者出院后社区及家庭营养管理仍处初始阶段，对肿瘤患者，推荐建立从医院、社区到家庭（HCH）的肿瘤患者长期营养管理模式，遵循分级营养管理（图17-1）。

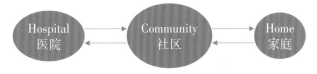

图17-1  "HCH"营养管理模式

# 第十八章

# 肿瘤患者运动治疗指南

## 一、背景

全球大约25%的恶性肿瘤发生与超重及久坐等生活方式有关。一项纳入126项流行病学的Meta分析发现，参加休闲体育锻炼最多的人群与最少的人群相比，恶性肿瘤发生风险降低了10%。作为最简单的运动方式，步行可降低全因死亡风险，一项为了探究每日步数与死亡率之间剂量反应关系研究显示，每日行走8000步以上比每日行走不足4000步的人群，全因死亡率显著降低，其中的肿瘤患者也得出同样结论。国内外指南一致认为，运动测试和干预对肿瘤患者是安全的，并且每个肿瘤患者都应该"避免不活动"，运动干预在肿瘤诊疗整体过程中发挥着重要作用。运动干预可加速患者术后功能恢复，改善患者放化疗引起的癌因性疲乏等症状，在一定程度上能改善恶性肿瘤患者预后，降低死亡风险等。肿瘤患者可以安全地进行运动训练，以改善其心血管健康状况、增强肌肉力量、提高生活质量、减轻疲乏和缓解抑郁。

## 二、证据

大部分肿瘤的发展是一个多步骤的复杂过程，其特征是正常组织转化为癌前病变并最终进展为恶性肿瘤。

从分子角度来看，这一过程是由关键生长调节基因（癌基因、抑癌基因）的基因组不稳定（即突变和/或表观遗传改变）所驱动。外源性（如烟草、烟雾）和内源性因素（如激素）都促进转化细胞的生长和存活，促进其恶性进展。研究表明，运动干预至少可降低罹患7种肿瘤（即结肠癌、乳腺癌、肾癌、子宫内膜癌、膀胱癌、胃癌和食管癌）的风险。在一项包含1440万例参与者和186932例自我报告体力活动的肿瘤患者的Meta分析显示，休闲时间的高水平体育锻炼与罹患13种肿瘤的风险降低相关；另一项研究表明，久坐行为和基于屏幕的活动是恶性肿瘤特异度死亡率的独立危险因素。对恶性肿瘤患者在治疗期间和治疗后进行的运动干预试验的Meta分析表明，有氧运动可提高心肺耐力，抗阻运动可增加上下肢肌力，增加瘦体组织，有监督的运动比无监督的运动效果更好。运动可影响肿瘤细胞代谢生长，使其重编程，宿主与肿瘤微环境的相互作用发生变化，进而改变肿瘤细胞的代谢与生长，通过对代谢相关通路的调控（糖代谢、胰岛素代谢及自噬等）、免疫系统的影响、炎症因子的调节和肿瘤血管生成的抑制等，改善或恢复细胞微环境的稳态。运动还能够通过减少和改善肿瘤发生的危险因素来预防其发生。肥胖是肿瘤发生和死亡的重要危险因素之一，代谢失调和紊乱引起的肥胖与多达10余种肿瘤的发生风险增加相关。科学的运动可以通过改善肥胖引起的炎症代谢紊乱，降低由肥胖引起的肿瘤发生风险。基础研究表明，运动可降低肿瘤的生长速度和转移风险，流行病学研究发现运动可降低肿瘤的复发风险以及改善肿瘤患者的预后。运动还可提高抗肿瘤治疗的疗效，改善肿瘤相关症状和抗肿瘤治疗相关不良反应，如癌因性疲乏、抑郁与焦虑、淋巴水肿等，并提高患者的生活质量。运动对晚期接受姑息治疗的肿瘤患者的安全性和有效性Meta分析研究表明，运动提高生活质量、改善下半身力量、提高有氧体适能、减轻疲乏，在运动组中97%的不良事件被认为与运动无关，与运动相关的不良事件主要是肌肉或骨骼疼痛。

（一）运动风险评估

鉴于肿瘤类型的多样性和不同治疗手段的不良反应，在制订具体的运动干预计划之前需要对恶性肿瘤患者进行运动风险评估。

（1）评价当前体力活动水平和病史：①评价确诊之前和目前的体力活动水平、评估进行体力活动的障碍和运动损伤史；②患病史及家族史，特别是心血管疾病家族史；③年龄。

（2）常规医学评估：①心率、血压、心电图、血脂、血糖。对已经诊断的心血管疾病、代谢性疾病及肾脏疾病，或前述疾病的症状、体征（继发于恶性肿瘤或原发）的患者，在开始运动测试及运动之前需要进一步的医学检查，并对运动的安全性进行医学评估；②评估治疗后的外周神经和肌肉骨骼的继发性病变；③如果采用激素治疗，建议评估骨折发生风险；④已知骨转移性疾病的患者，在开始运动之前需要通过评估确定什么是安全的运动方式、强度、频率；⑤不建议在运动前对所有患者进行转移性病变和心脏毒性的医学检查，因为这将对大多数可能没有发生转移性病变和心脏毒性作用的恶性肿瘤患者获得运动带来的公认的健康益处造成不必要的障碍。

（3）特定癌种的医学评估：①乳腺癌患者：上半身运动之前进行上肢和肩部的评估；②前列腺癌患者：评价肌肉力量和丢失情况。如果接受雄激素剥夺治疗，建议也做一个DXA骨密度的评估；③结直肠癌患者：造瘘患者在参加较大强度运动（大于快速步行强度，或≥

60%储备心率）之前，应该评价患者是否已经建立连续的、主动的预防感染措施；④妇科肿瘤患者：伴有严重肥胖时的运动风险超过恶性肿瘤部位特异度带来的运动风险，为增加其活动的安全性需要额外的医学评估。在进行较大强度有氧运动或抗阻运动前推荐对下肢淋巴水肿进行评估。

### （二）运动处方及调整

运动风险评估后，应结合评估结果开出运动处方，后者应根据患者的自身情况，结合学习、工作、生活环境和运动喜好等个体化制订，不同癌种、不同分期的患者功能障碍异质性很大，目前并没有根据特定的癌种或治疗方案推荐不同的运动处方。《2018年美国人身体活动指南》中适用于恶性肿瘤患者的重要建议包括避免不活动，每周累积至少150~300分钟的中等强度有氧运动，或75~150分钟较大强度的有氧运动，每周至少2天进行抗阻运动，在进行有氧运动和抗阻运动时，结合平衡能力和柔韧性运动。

仍有一部分恶性肿瘤患者可能无法耐受循证FITT[运动频率（Frequency）、运动强度（Time）和运动类型（Type）]，因此应基于患者的耐受性对运动处方进行调整，运动处方以低强度、缓慢进展的方式可以降低症状加重的风险。可考虑的调整变量包括：降低运动的强度、减轻运动持续时间、减少运动的频率，以及调整运动方式。考虑到许多恶性肿瘤患者的机体功能减退状态和疲劳的情况，短时间的抗阻练习可能是更有益的。抗阻运动中可调整的变量包括：减少每个肌群的训练组数、降低负荷、减少同等负荷下的重复次数、增加每组之间休息的时间。

（三）运动测试

正式执行运动处方前，要开展运动测试，评估该处方的可行性。

（1）理想情况下，恶性肿瘤患者应该接受健康相关适能的评估（心肺耐力、肌肉力量和耐力、柔韧性、身体成分和平衡能力），但在开始运动之前进行全面的体适能评估，可能会对开始运动造成不必要的障碍。因此，并不要求恶性肿瘤患者在进行小强度的步行、渐进性的力量练习和柔韧性练习之前进行评估。

（2）在进行健康相关体适能评估或制订运动处方之前，应了解患者的病史、合并的慢性疾病、健康状况以及运动禁忌证。

（3）熟悉与肿瘤治疗导致的最常见不良反应，包括骨折风险、心血管事件，以及与特定治疗相关的神经病变或肌肉骨骼的继发性病变。

（4）对于评价恶性肿瘤相关的疲劳或者其他影响功能的常见症状对肌肉力量和耐力或者心肺耐力的影响程度，健康相关体适能评估可能是有价值的。

（5）尚没有证据表明恶性肿瘤患者在进行症状限制性或最大强度运动负荷测试时所需的医务监督水平与其他人群不同。

（6）在没有骨转移的乳腺癌和前列腺癌患者中，单次最大负荷量（1-repetition maximun，1-RM）测试是安全的。在有骨转移或已知或疑似骨质疏松症的患者中，应避免对肌肉力量和/或耐力进行常规评估。

（7）老年肿瘤患者和/或接受引发神经毒性的化疗的肿瘤患者可能受益于平衡能力和活动能力的评估，以预防跌倒风险。

（四）运动禁忌证及终止指标

运动是否禁忌要根据患者自身的身体条件，如生命体征不稳定，特别是脑出血或者脑栓塞急性期，如果这个阶段进行运动很容易出现二次发病。再者是严重的并发症，比如下肢静脉血栓，如果这个阶段进行运动有可能导致栓子的脱落，出现肺部栓塞引起患者呼吸困难而致死。伴有高血压、糖尿病的肿瘤患者是否适合运动需要参照上述疾病的运动禁忌证。《冠心病患者运动治疗中国专家共识》提出了运动禁忌证包括：不稳定型心绞痛；安静时收缩压>200mmHg或舒张压>110mmHg；直立后血压下降>20mmHg并伴有症状；重度主动脉瓣狭窄；急性全身疾病或发热；未控制的房性或室性心律失常；未控制的窦性心动过速（>120次/分钟）；未控制的心力衰竭；三度房室传导阻滞且未置入起搏器；活动性心包炎或心肌炎；血栓性静脉炎；近期血栓栓塞；安静时ST段压低或抬高（>2mm）；严重的可限制运动能力的运动系统异常；其他代谢异常，如急性甲状腺炎、低血钾、高血钾或血容量不足。此外，恶性肿瘤患者开始运动时的常见禁忌证包括应保证手术伤口愈合的时间，通常由于放化疗的不良反应以及手术的长期影响需要8周。这期间的患者可经历发热、显著疲劳或运动失调。由于放化疗的不良反应以及手术的长期影响，恶性肿瘤患者运动中的心血管事件发生率高于同年龄段人群，因此同样需遵循美国运动医学会为心血管疾病和肺部疾病患者制订的运动禁忌证。不同的肿瘤患者的运动禁忌证也会有所不同，乳腺癌治疗后存在上肢和肩部问题的患者应在参加上半身运动之前就医治疗。结直肠癌造瘘的患者需经过医生的允许才能参加接触性运动和避免参加负重运动。妇科肿瘤伴有腹部、腹股沟或下肢肿胀或炎症的患者应在参加下半身运动之前就医治疗，骨转移患者有病理性骨折和脊髓压迫的情况不适合锻炼，多发性骨髓瘤的患者运动禁忌证还包括未经治疗的高钙血症、骨髓发育不全、肾功能不全。

对于正处于治疗中或合并心脏病患者禁止参加较大强度（≥60%储备心率）运动，尤其是缺乏规律运动或体力活动不足者。急性心肌梗死事件多发生在平时运动较少而突然参加较大强度或大运动量的人身上，所以在练习时运动强度一定要循序渐进。在练习时如果出现以下情况：心电图显示心肌缺血、心律失常，出现中重度心绞痛、头晕、胸闷气短、共济失调等，应该由医师检查并排除危险后再恢复运动。

（五）一般注意事项

（1）需要意识到运动对接受治疗的患者症状的影响是可变的。

（2）与健康成人相比，恶性肿瘤患者需要延缓运动量提升的进度。如果运动进度导致疲劳或其他不良反应增加，运动处方的FITT需要降低到患者可以耐受的水平。

（3）已完成治疗的患者在不加重症状或不良反应的情况下，可以逐渐延长运动时间、增加运动频率、提高运动强度。

（4）如果可以耐受，没有出现症状加重或不良反应，肿瘤患者的运动处方的基本内容与健康人群相同。

（5）因为一些个体使用影响心率的药物（如β受体阻滞剂），仅用心率来监测之前或目前接受治疗的恶性肿瘤患者的有氧运动强度可能不够准确，可以教育患者用自我感觉用力程度来监测运动强度，如在中等强度的运动中能说话但不能唱歌，如果在较大强度的运动中则不能说出完整的句子。

（6）乳腺癌患者建议渐进式抗阻练习，能有效改善机体功能及降低乳腺癌相关淋巴水肿的发生风险。

（7）乳腺癌和妇科肿瘤患者应考虑进行有监督的抗阻训练计划。

（8）在治疗期也可以进行柔韧性练习。重点关注因手术、皮质类固醇使用和/或放疗而导致关节活动度下降的关节。

（9）证据显示，即使是正在接受系统治疗的恶性肿瘤患者，也可以增加日常生活中的体力活动，如取报纸、做一些力所能及的家务。

（10）每天几次短时间的运动比一次较长时间的运动可能增加运动的依从性并从中获益，尤其是在积极治疗期间更是如此。

（六）特殊注意事项

（1）90%以上的恶性肿瘤患者在某些时间段经历过肿瘤相关的疲乏。在接受化学治疗和放射治疗的患者中疲乏很常见，可能会影响或限制运动能力。在一些病例中，治疗结束后的疲乏会持续数月或者数年。无论如何，恶性肿瘤患者应避免体力活动不足的状态，即使在治疗过程中也是如此，因为有氧运动可以改善疲乏。

（2）骨是很多恶性肿瘤的常见转移部位，尤其是乳腺癌、前列腺癌、肺癌和多发性骨髓瘤。为了减少骨脆性和骨折风险，发生骨转移的恶性肿瘤患者需要调整运动处方（如减少撞击性运动、降低强度和减少每次运动的时间）。

（3）对消化道恶性肿瘤患者来说，恶病质或肌肉萎缩很常见，这些变化会限制运动能力，且与肌肉萎缩的程度有关。

（4）应该明确患者是否处于免疫抑制状态（如骨髓移植后使用免疫抑制剂的患者或进行化疗或放疗的患者），对这些患者来说，在家或者在医疗机构运动比在公共健身区域运动更安全。

（5）体内留置导管、中心静脉置管或食物输送管的患者，以及正在接受放疗的患者应避免进行水中运动或游泳。

（6）患者在化疗治疗期间可能会反复出现呕吐和疲劳，因此需要调整运动处方，如根据症状周期性地降低运动强度和/或缩短运动时间。

（7）一般来说，严重贫血、病情恶化或有活动性感染的患者在手术后不应立即进行中等强度或较大强度的运动。

（七）运动治疗流程图

肿瘤患者运动治疗评估、治疗、监测流程图见图18-1。

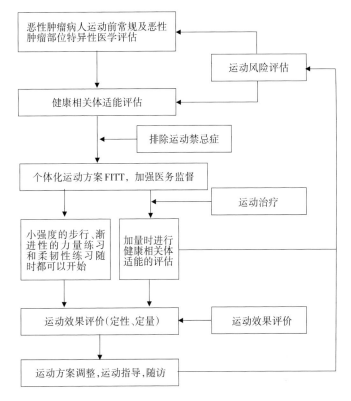

图 18-1　肿瘤患者运动治疗评估、治疗、监测流程图

## 三、推荐意见

（1）肿瘤患者在治疗期间和治疗后，可以安全地进行适度运动，应该"避免不活动"。

（2）建议进行适量运动以改善肿瘤相关症状和抗肿瘤治疗相关不良反应，如癌因性疲乏、抑郁与焦虑、淋巴水肿等，提高患者生活质量。

（3）建议所有肿瘤患者在开始运动干预之前进行运动风险评估，以评估疾病、治疗或合并症可能带来的风险。

（4）建议恶性肿瘤患者进行运动能力测试，如6分钟步行试验。

（5）建议肿瘤患者在有监督或监督和家庭相结合的情况下锻炼。

（6）恶性肿瘤患者的运动处方，应根据患者的运动风险评估、运动能力测试结果，结合学习、工作、生活环境和运动喜好等个体化制订，运动处方应包括有氧运动、抗阻练习和柔韧性练习，根据综合评估结果组合运动方式：①建议每周3~5天进行150分钟中等强度或75分钟较大强度有氧运动。②抗阻练习每周2~5天，涉及主要肌肉群（胸部、肩部、手臂、背部、腹部和腿部），至少1组，每组8~12次重复。③柔韧性练习每周2~3天。

## 四、小结

随着各领域运动医学的研究深入，运动对健康的益处已经越来越清晰。越来越多的基础研究发现运动对机体微环境改善、免疫力提高、神经系统功能维护等都有积极作用，人群队列研究发现，适当的运动能有效降低人群、心血管疾病患者及肿瘤患者的全因死亡风险。运动可以减少恶性肿瘤的发生风险，降低转移和复发风险，提高肿瘤患者的生活质量，并可能改善其生存结局。虽然动物实验和流行病学研究证实了运动对肿瘤的防治作用，但是针对具体的肿瘤类型，肿瘤分期和不同的抗肿瘤治疗手段，个体化的运动处方需要进一步明确。国内肿瘤生存者运动锻炼更倾向于单纯有氧运动及选择舒缓的运动方式，如太极、气功、八段锦等项目，虽然受众广泛、易于推广，但缺乏高质量的临床研究，可借鉴国外的研究设计方法，探索适合国内肿瘤生存者体力活动的实践方案。运动治疗对恶性肿瘤预防和治疗的推广和应用是一项巨大的挑战，需要临床肿瘤学、分子肿瘤学、系统医学和运动生理学等不同学科之间的协同合作。随着运动肿瘤学的不断发展，在未来的10年内，运动治疗作为肿瘤整合治疗的重要组成部分，必将成为肿瘤预防、治疗与康复领域健康管理标准中的基本要素，运动治疗终将会作为抗肿瘤治疗的重要治疗手段，使患者的临床获益最大化。

参考文献

1.Adiamah A，Ranat R，Gomez D. Enteral versus parenteral nutrition following pancreaticoduodenectomy： a systematic review and Meta-analysis. HPB （Oxford）. 2019；21（7）：793-801.

2.Adiamah A，Rollins KE，Kapeleris A，et al. Postoperative arginine-enriched immune modulating nutrition：Long-term survival results from a randomised clinical trial in patients with oesophagogastric and pancreaticobiliary cancer. Clin Nutr. 2021；40（11）：5482-5485.

3.Advani SM，Advani PG，VonVille HM，et al. Pharmacological management of cachexia in adult cancer patients：a systematic review of clinical trials. BMC Cancer. 2018；18（1）：1174.

4.Bumrungpert A，Pavadhgul P，Nunthanawanich P，et al. Whey Protein Supplementation Improves Nutritional Status，Glutathione Levels，and Immune Function in Cancer Patients：A Randomized，Double-Blind Controlled Trial. J Med Food. 2018；21（6）：612-616.

5.Al-Bawardy B，Gorospe E C，Alexander J A，et al. Outcomes of double-balloon enteroscopy-assisted direct percutaneous endoscopic jejunostomy tube placement. Endoscopy. 2016, 48（6）: 552-556.

6. Albrecht H, Hagel A F, Schlechtweg P, et al.Computed Tomography-Guided Percutaneous Gastrostomy/Jejunostomy for Feeding and Decompression. Nutr Clin Pract. 2017, 32（2）: 212-218.

7. Alfonso JE, Berlana D, Ukleja A, et al. Clinical, Ergonomic, and Economic Outcomes With Multichamber Bags Compared With（Hospital） Pharmacy Compounded Bags and Multibottle Systems: A Systematic Literature Review. JPEN J Parenter Enteral Nutr. 2017; 41（7）: 1162-1177.

8. Alfonso, JE, Berlana D, Ukleja A, et al. Clinical, Ergonomic, and Economic Outcomes With Multichamber Bags Compared With（Hospital） Pharmacy Compounded Bags and Multibottle Systems: A Systematic Literature Review. JPEN. 2017; 41（7）: 1162–1177.

9. Ali AM, Kunugi H. Apitherapy for age-related skeletal muscle dysfunction（sarcopenia）: a review on the effects

of royal jelly, propolis, and bee pollen. Foods 2020; 9: 1362.

10. Alsharif DJ, Alsharif FJ, Aljuraiban GS, et al. Effect of Supplemental Parenteral Nutrition Versus Enteral Nutrition Alone on Clinical Outcomes in Critically Ill Adult Patients: A Systematic Review and Meta-Analysis of Randomized Controlled Trials. Nutrients. 2020; 12 (10): 2968.

11. Álvaro Sanz E, Garrido Siles M, Rey Fernández L, et al. Nutritional risk and malnutrition rates at diagnosis of cancer in patients treated in outpatient settings: Early intervention protocol. Nutrition. 2019; 57: 148-153.

12. Amanda de Sousa Melo, Juliana Borges de Lima Dantas, Alena Ribeiro Alves Peixoto Medrado, et al. Nutritional supplements in the management of oral mucositis in patients with head and neck cancer: Narrative literary review. Clin Nutr ESPEN. 2021; 43: 31-38.

13. Amano K, Maeda I, Ishiki H, et al. East-Asian collaborative cross-cultural Study to Elucidate the Dying process (EASED) Investigators. Effects of enteral nutri-

tion and parenteral nutrition on survival in patients with advanced cancer cachexia: Analysis of a multicenter prospective cohort study. Clin Nutr. 2021; 40 (3): 1168-1175.

14. Amano K, Maeda I, Ishiki H, et al.East-Asian collaborative cross-cultural Study to Elucidate the Dying process (EASED) Investigators. Effects of enteral nutrition and parenteral nutrition on survival in patients with advanced cancer cachexia: Analysis of a multicenter prospective cohort study. Clin Nutr. 2021; 40 (3): 1168-1175.

15. Ambrosone CB, Zirpoli GR, Hutson AD, et al. Dietary Supplement Use During Chemotherapy and Survival Outcomes of Patients With Breast Cancer Enrolled in a Cooperative Group Clinical Trial (SWOG S0221). J Clin Oncol, 2020, 38 (8): 804-814.

16. Anderson LJ, Lee J, Mallen MC, et al. Evaluation of physical function and its association with body composition, quality of life and biomarkers in cancer cachexia patients. Clin Nutr. 2021; 40 (3): 978-986.

17. Anderson PM，Lalla RV. Glutamine for Amelioration of Radiation and Chemotherapy Associated Mucositis during Cancer Therapy. Nutrients. 2020；12（6）：E1675.

18. Anderson PM，Lalla RV. Glutamine for Amelioration of Radiation and Chemotherapy Associated Mucositis during Cancer Therapy . Nutrients，2020，12（6）.

19. Arends J，Bachmann P，Baracos V，et al. ESPEN guidelines on nutrition in cancer patients. Clin Nutr. 2017；36（1）：11-48.

20. Arends J，Baracos V，Bertz H，et al. ESPEN expert group recommendations for action against cancer-related malnutrition. Clin Nutr. 2017；36（5）：1187-1196.

21. Argilés JM，Betancourt A，Guàrdia-Olmos J，et al. Staging Cancer Patients：The Use of miniCASCO as a Simplified Tool. Front Physiol. 2017；8：92.

22. Argilés JM，Stemmler B，López-Soriano FJ，et al. Inter-tissue communication in cancer cachexia. Nat Rev Endocrinol. 2018；15（1）：9-20.

23. Aucoin M，Cooley K，Knee C，et al. Fish-Derived Omega-3 Fatty Acids and Prostate Cancer：A Systemat-

ic Review. Integr Cancer Ther. 2017；16（1）：32-62.

24. BAO W，SUN Y，ZHANG T，et al. Exercise Programs for Muscle Mass，Muscle Strength and Physical Performance in Older Adults with Sarcopenia：A Systematic Review and Meta-Analysis. Aging Dis，2020，11（4）：863-873.

25. Baracos VE，Mazurak VC，Bhullar AS. Cancer cachexia is defined by an ongoing loss of skeletal muscle mass. Ann Palliat Med. 2019；8（1）：3-12.

26. Beal FLR，Beal PR，Beal JR，et al.Perspectives on the therapeutic benefits of arginine supplementation in cancer treatment. Endocr Metab Immune Disord Drug Targets. 2019；19（7）：913-920.

27. Beatrice Martin，Emanuele Cereda，Riccardo Caccialanza，et al. Cost-effectiveness analysis of oral nutritional supplements with nutritional counselling in head and neck cancer patients undergoing radiotherapy. Cost Eff Resour Alloc. 2021；19（1）：35.

28. Bering J，DiBaise JK. Home Parenteral and Enteral Nutrition. Nutrients. 2022；14（13）：2558.

29. Berkelmans GHK, Fransen LFC, Dolmans-Zwartjes ACP, et al. Direct Oral Feeding Following Minimally Invasive Esophagectomy (NUTRIENT II trial): An International, Multicenter, Open-label Randomized Controlled Trial. Ann Surg. 2020; 271 (1): 41-47.

30. Berlana D, Almendral MA, Abad MR, et al. Cost, Time, and Error Assessment During Preparation of Parenteral Nutrition: Multichamber Bags Versus Hospital-Compounded Bags. JPEN J Parenter Enteral Nutr. 2019; 43 (4): 557-565.

31. Beukers K, Voorn MJJ, Trepels R, et al. Associations between outcome variables of nutritional screening methods and systemic treatment tolerance in patients with colorectal cancer: A systematic review. J Geriatr Oncol. 2022: S1879-4068 (22) 00147-3.

32. Bischoff S C, Austin P, Boeykens K, et al. ESPEN practical guideline: Home enteral nutrition. Clin Nutr, 2022, 41 (2): 468-488.

33. Böll B, Schalk E, Buchheidt D, et al. Central venous catheter-related infections in hematology and oncology:

2020 updated guidelines on diagnosis，management，and prevention by the Infectious Diseases Working Party （AGIHO） of the German Society of Hematology and Medical Oncology （DGHO）. Ann Hematol. 2021；100 （1）：239-259.

34.Borloni B，Huettner H，Schuerholz T. Preoperative Nutritional Conditioning：Why，When and How. Visc Med. 2019；35（5）：299-304.

35.Bossola M，Antocicco M，Pepe G. Tube feeding in patients with head and neck cancer undergoing chemoradiotherapy：A systematic review. JPEN J Parenter Enteral Nutr，2022；46（6）：1258-1269.

36.Böttger F，Vallés-Martí A，Cahn L，et al. High-dose intravenous vitamin C，a promising multi-targeting agent in the treatment of cancer. J Exp Clin Cancer Res. 2021；40（1）：343.

37.Boullata J I，Carrera A L，Harvey L，et al. Aspen Safe Practices for Enteral Nutrition Therapy Task Force A S F P，Enteral N. ASPEN Safe Practices for Enteral Nutrition Therapy . JPEN J Parenter Enteral Nutr，2017，41

（1）：15-103.

38. BOZZETTI F. Forcing the vicious circle: sarcopenia increases toxicity, decreases response to chemotherapy and worsens with chemotherapy. Ann Oncol, 2017, 28 （9）：2107-2118.

39. Bradford NK, Edwards RM, Chan RJ. Normal saline （0.9% sodium chloride） versus heparin intermittent flushing for the prevention of occlusion in long-term central venous catheters in infants and children. Cochrane Database Syst Rev. 2020, 4: CD010996.

40. Britton B, Baker A, Clover K, et al. Heads up: a pilot trial of a psychological intervention to improve nutrition in head and neck cancer patients undergoing radiotherapy. Eur J Cancer Care （Engl）, 2017; 26 （4）.

41. Bumrungpert A, Pavadhgul P, Nunthanawanich P, et al. Whey Protein Supplementation Improves Nutritional Status, Glutathione Levels, and Immune Function in Cancer Patients: A Randomized, Double-Blind Controlled Trial. J Med Food. 2018; 21 （6）: 612-616.

42. Burden ST, Gibson DJ, Lal S, et al. Pre-operative oral

nutritional supplementation with dietary advice versus dietary advice alone in weight-losing patients with colorectal cancer: single-blind randomized controlled trial. J Cachexia Sarcopenia Muscle. 2017; 8 (3): 437-446.

43. Burdine J, Franco-Fuenmayor ME, Huff ML, et al. Rapid infusion of fish oil-based lipid emulsions: Is there a risk of fat overload syndrome? A case report of rapid administration. J Clin Pharm Ther 2022; 47 (7): 1088-1090.

44. Caccialanza R, Cereda E, Caraccia M, et al. Early 7-day supplemental parenteral nutrition improves body composition and muscle strength in hypophagic cancer patients at nutritional risk. Support Care Cancer. 2019l; 27 (7): 2497-2506.

45. Cao J, Xu H, Li W, et al.Investigation on Nutrition Status and Clinical Outcome of Common Cancers (INSCOC) Group, Chinese Society of Nutritional Oncology. Nutritional assessment and risk factors associated to malnutrition in patients with esophageal cancer. Curr Probl Cancer. 2021; 45 (1): 100638.

46. Cao C, Friedenreich CM, Yang L. Association of Daily Sitting Time and Leisure-Time Physical Activity With Survival Among US Cancer Survivors. JAMA oncology, 2022, 8 (3), 395-403.

47. Carrato A, Cerezo L, Feliu J, et al. Clinical nutrition as part of the treatment pathway of pancreatic cancer patients: an expert consensus. Clin Transl Oncol, 2022, 24 (1): 112-126.

48. Castro-Espin C, Agudo A. The Role of Diet in Prognosis among Cancer Survivors: A Systematic Review and Meta-Analysis of Dietary Patterns and Diet Interventions. Nutrients. 2022; 14 (2): 348.

49. Cederholm T, Barazzoni R, Austin P, et al. ESPEN guidelines on definitions and terminology of clinical nutrition. Clin Nutr. 2017; 36 (1): 49-64.

50. Cederholm T, Jensen GL, Correia MITD, et al. GLIM Core Leadership Committee; GLIM Working Group. GLIM criteria for the diagnosis of malnutrition - A consensus report from the global clinical nutrition community. Clin Nutr. 2019; 38 (1): 1-9.

51. Cereda E，Cappello S，Colombo S，et al. Nutritional counseling with or without systematic use of oral nutritional supplements in head and neck cancer patients undergoing radiotherapy. Radiother Oncol. 2018；126（1）：81-88.

52. Gillis C，Fenton TR，Sajobi TT，et al. Trimodal prehabilitation for colorectal surgery attenuates post-surgical losses in lean body mass：A pooled analysis of randomized controlled trials. Clin Nutr. 2019；38（3）：1053-1060.

53. Chen YT，Tai KY，Lai PC，et al. Should we believe the benefit of intravenous erythromycin in critically ill adults with gastric feeding intolerance? Reinspecting the pieces of evidence from a series of Meta-analyses. JPEN J Parenter Enteral Nutr，2022，46（6）：1449-1454.

54. Cheng L，Meiser B. The relationship between psychosocial factors and biomarkers in cancer patients：A systematic review of the literature. Eur J Oncol Nurs. 2019；41：88-96.

55. Chiao D，Lambert D. Peritoneal Insufflation Facilitates

CT-Guided Percutaneous Jejunostomy Replacement. AJR Am J Roentgenol. 2017. 208（4）: 907-909.

56. Choi MH, Oh SN, Lee IK, et al. Sarcopenia is negatively associated with long-term outcomes in locally advanced rectal cancer. J Cachexia Sarcopenia Muscle.2018; 9（1）: 53-59.

57. Chow R, Bruera E, Arends J, et al. Enteral and parenteral nutrition in cancer patients, a comparison of complication rates: an updated systematic review and（cumulative）Meta-analysis. Support Care Cancer. 2020; 28（3）: 979 -1010.

58. Chung Nga Lam, Amanda E Watt, Elizabeth A Isenring, et al. The effect of oral omega-3 polyunsaturated fatty acid supplementation on muscle maintenance and quality of life in patients with cancer: A systematic review and Meta-analysis. Clin Nutr. 2021; 40（6）: 3815-3826.

59. Clavier JB, Antoni D, Atlani D, et al. Baseline nutritional status is prognostic factor after definitive radiochemotherapy for esophageal cancer. Dis Esophagus. 2014;

27（6）：560-567.

60.Compher C，Bingham A L，Mccall M，et al. Guidelines for the provision of nutrition support therapy in the adult critically ill patient：The American Society for Parenteral and Enteral Nutrition . JPEN J Parenter Enteral Nutr，2022，46（1）：12-41.

61.Cong M，Wang J，Fang Y，et al.A multi-center survey on dietary knowledge and behavior among inpatients in oncology department. Support Care Cancer，2018；26（7）：2285-2292.

62.Constansia RDN，Hentzen JEKR，Hogenbirk RNM，et al. Actual postoperative protein and calorie intake in patients undergoing major open abdominal cancer surgery：A prospective，observational cohort study. Nutr Clin Pract，2022；37（1）：183-191.

63.Contrepois K，Wu S，Moneghetti KJ，et al. Molecular Choreography of Acute Exercise. Cell，2020，181（5），1112－1130.

64.Cotogni P，Monge T，Passera R，et al. A. Clinical characteristics and predictive factors of survival of 761 cancer patients on home parenteral nutrition： A prospective，cohort study. Cancer Med，2020，9（13）：4686-4698.

65. Cruz-jentoft AJ，Bahat G，Bauer J，et al. Sarcopenia：revised European consensus on definition and diagnosis. Age Ageing，2019，48（4）：601.

66. Cuellar WA，Blizzard L，Hides JA，et al. Vitamin D supplements for trunk muscle morphology in older adults： secondary analysis of a randomized controlled trial. J Cachexia Sarcopenia Muscle，2019，10（1）：177-187.

67. Da silva J S V，Seres D S，Sabino K，et al. ASPEN Consensus Recommendations for Refeeding Syndrome. Nutr Clin Pract，2020，35（2）：178-195.

68. D'Almeida CA，Peres WAF，de Pinho NB，et al. Prevalence of Malnutrition in Older Hospitalized Cancer Patients： A Multicenter and Multiregional Study. J Nutr Health Aging. 2020；24（2）：166-171.

69. Darbandi A，Mirshekar M，Shariati A，et al. The effects of probiotics on reducing the colorectal cancer sur-

gery complications: A periodic review during 2007-2017. Clin Nutr. 2020, 39 (8): 2358-2367.

70. de Pinho NB, Martucci RB, Rodrigues VD, et al. Malnutrition associated with nutrition impact symptoms and localization of the disease: Results of a multicentric research on oncological nutrition. Clin Nutr. 2019; 38 (3): 1274-1279.

71. de van der Schueren MAE, Laviano A, Blanchard H, et al. Systematic review and Meta-analysis of the evidence for oral nutritional intervention on nutritional and clinical outcomes during chemo (radio) therapy: current evidence and guidance for design of future trials. Ann Oncol. 2018; 29 (5): 1141-1153.

72. Deftereos I, Kiss N, Isenring E, et al. A systematic review of the effect of preoperative nutrition support on nutritional status and treatment outcomes in upper gastrointestinal cancer resection. Eur J Surg Oncol. 2020; 46 (8): 1423-1434.

73. Denlinger CS, Sanft T, Moslehi JJ, et al. NCCN Guidelines Insights: Survivorship, Version 2.2020. Journal

of the National Comprehensive Cancer Network: JNCCN, 2020, 18（8）, 1016‑1023.

74. Diddana TZ, Kelkay GN, Dola AN, et al. Effect of Nutrition Education Based on Health Belief Model on Nutritional Knowledge and Dietary Practice of Pregnant Women in Dessie Town, Northeast Ethiopia: A Cluster Randomized Control Trial. J Nutr Metab. 2018; 6731815.

75. Dijksterhuis WPM, Latenstein AEJ, van Kleef JJ, et al. Cachexia and Dietetic Interventions in Patients With Esophagogastric Cancer: A Multicenter Cohort Study. J Natl Compr Canc Netw. 2021, 19（2）: 144-152.

76. Fares Amer N, Luzzatto Knaan T. Natural Products of Marine Origin for the Treatment of Colorectal and Pancreatic Cancers: Mechanisms and Potential. Int J Mol Sci. 2022; 23（14）: 8048.

77. Ferreira IB, Lima EDNS, Canto PPL, et al. Oral Nutritional Supplementation Affects the Dietary Intake and Body Weight of Head and Neck Cancer Patients during （Chemo） Radiotherapy. Nutrients, 2020; 12（9）: 2516.

78. Fostier R, Arvanitakis M, Gkolfakis P. Nutrition in acute pancreatitis: when, what and how. Curr Opin Clin Nutr Metab Care, 2022; 25 (5): 325-328.

79. Fu Z, Zhang R, Wang KH, et al. INSCOC Study Group. Development and validation of a Modified Patient-Generated Subjective Global Assessment as a nutritional assessment tool in cancer patients. J Cachexia Sarcopenia Muscle. 2022; 13 (1): 343-354.

80. Gallagher D, Parker A, Samavat H, et al. Prophylactic supplementation of phosphate, magnesium, and potassium for the prevention of refeeding syndrome in hospitalized individuals with anorexia nervosa. Nutr Clin Pract, 2022, 37 (2): 328-343.

81. Gao B, Luo J, Liu Y, et al. Clinical Efficacy of Perioperative Immunonutrition Containing Omega-3-Fatty Acids in Patients Undergoing Hepatectomy: A Systematic Review and Meta-Analysis of Randomized Controlled Trials. Ann Nutr Metab. 2020; 76 (6): 375-386.

82. Gao X, Liu Y, Zhang L, et al. Effect of Early vs Late Supplemental Parenteral Nutrition in Patients Undergo-

ing Abdominal Surgery: A Randomized Clinical Trial. JAMA Surg. 2022; 157 (5): 384-393.

83.Ge W, Wei W, Shuang P, et al. Nasointestinal Tube in Mechanical Ventilation Patients is More Advantageous. Open Med (Wars), 2019, 14: 426-430.

84.Ge YZ, Ruan GT, Zhang Q, et al. Extracellular water to total body water ratio predicts survival in cancer patients with sarcopenia: a multi-center cohort study. Nutr Metab (Lond), 2022, 19 (1): 34.

85.Gelhorn HL, Gries KS, Speck RM, et al. Comprehensive validation of the functional assessment of anorexia/cachexia therapy (FAACT) anorexia/cachexia subscale (A/CS) in lung cancer patients with involuntary weight loss. Qual Life Res. 2019; 28 (6): 1641-1653.

86.Gharahdaghi N, Rudrappa S, Brook MS, et al. Testosterone therapy induces molecular programming augmenting physiological adaptations to resistance exercise in older men. J Cachexia Sarcopenia Muscle. 2019; 10 (6): 1276-1294.

87.Gillis C, Buhler K, Bresee L, et al. Effects of nutritional prehabilitation, with and without exercise, on outcomes of patients who undergo colorectal surgery: a systematic review and Meta-analysis. Gastroenterology. 2018; 155 (2): 391-410.

88.Golan T, Geva R, Richards D, et al. LY2495655, an antimyostatin antibody, in pancreatic cancer: a randomized, phase 2 trial. J Cachexia Sarcopenia Muscle, 2018, 9 (5): 871-879.

89.Goldberg JI, Goldman DA, Mccaskey S, et al. Illness Understanding, Prognostic Awareness, and End-of-Life Care in Patients with GI Cancer and Malignant Bowel Obstruction With Drainage Percutaneous Endoscopic Gastrostomy. JCO Oncol Pract. 2021, 17 (2): e186-e93.

90. Guenezan J, Marjanovic N, Drugeon B, et al. Chlorhexidine plus alcohol versus povidone iodine plus alcohol, combined or not with innovative devices, for prevention of short-term peripheral venous catheter infection and failure (CLEAN 3 study): an investigator-initiated, open-label, single centre, randomised-con-

trolled, two-by-two factorial trial. Lancet Infect Dis. 2021; 21 (7): 1038-1048.

91. Guo ZQ, Yu JM, Li W, et al. Investigation on the Nutrition Status and Clinical Outcome of Common Cancers (INSCOC) Group. Survey and analysis of the nutritional status in hospitalized patients with malignant gastric tumors and its influence on the quality of life. Support Care Cancer. 2020; 28 (1): 373-380.

92. Hamilton-Reeves JM, Stanley A, Bechtel MD, et al. Perioperative immunonutrition modulates inflammatory response after radical cystectomy: results of a pilot randomized controlled clinical trial. J Urol. 2018; 200 (2): 292-301.

93. Hartwell JL, Cotton A, Wenos CD, et al. Early Achievement of Enteral Nutrition Protein Goals by Intensive Care Unit Day 4 is Associated With Fewer Complications in Critically Injured Adults. Ann Surg. 2021; 274 (6): e988-e994.

94. Hartz LLK, Stroup BM, Bibelnieks TA, et al. TheadaCare Nutrition Risk Screen Improves the Identification of

Non-Intensive Care Unit Patients at Risk for Malnutrition Compared With the Nutrition Risk Screen 2002. JPEN J Parenter Enteral Nutr. 2019；43（1）：70-80.

95.Hasegawa Y，Ijichi H，Saito K，et al. Protein intake after the initiation of chemotherapy is an independent prognostic factor for overall survival in patients with unresectable pancreatic cancer：A prospective cohort study. Clin Nutr，2021，40（7）：4792-4798.

96.Hasenoehrl，T.，Palma，S.，Ramazanova，D.，et al. Resistance exercise and breast cancer-related lymphedema-a systematic review update and Meta-analysis. Support Care Cancer，2020，28（8），3593‐3603.

97.Heinrich H，Gubler C，Valli PV. Over-the-scope-clip closure of long lasting gastrocutaneous fistula after percutaneous endoscopic gastrostomy tube removal in immunocompromised patients：A single center case series. World J Gastrointest Endosc，2017，9（2）：85-90.

98.Ho YW，Yeh KY，Hsueh SW，et al. Impact of early nutrition counseling in head and neck cancer patients with normal nutritional status. Support Care Cancer. 2021；29

(5): 2777-2785.

99. Hojman P, Gehl J, Christensen JF, et al. Molecular Mechanisms Linking Exercise to Cancer Prevention and Treatment. Cell Metab. 2018, 27 (1): 10‑21.

100. Horowitz AM, Fan X, Bieri G, et al. Blood factors transfer beneficial effects of exercise on neurogenesis and cognition to the aged brain. Science, 2020, 369 (6500), 167‑173.

101. Hu B, Sun R, Wu A, et al. Prognostic Value of Prolonged Feeding Intolerance in Predicting All-Cause Mortality in Critically Ill Patients: A Multicenter, Prospective, Observational Study. JPEN J Parenter Enteral Nutr, 2020, 44 (5): 855-865.

102. Huang S, Piao Y, Cao C, et al. A prospective randomized controlled trial on the value of prophylactic oral nutritional supplementation in locally advanced nasopharyngeal carcinoma patients receiving chemo-radiotherapy. Oral Oncol, 2020; 111: 105025.

103. Hunter CN, Abdel-Aal HH, Elsherief WA, et al. Mirtazapine in Cancer-Associated Anorexia and Ca-

chexia：A Double–Blind Placebo–Controlled Random-ized Trial. J Pain Symptom Manage. 2021；62（6）：1207–1215.

104.Ji W，Liu X，Zheng K，et al. Correlation of phase angle with sarcopenia and its diagnostic value in elderly men with cancer. Nutrition，2021，84：111110.

105.Jiang Q J，Jiang C F，Chen Q T，et al. Erythromycin for Promoting the Postpyloric Placement of Feeding Tubes：A Systematic Review and Meta–Analysis. Gastroenterol Res Pract，2018，2018：1671483.

106.Jiang XH，Chen XJ，Wang XY，et al. Optimal Nutrition Formulas for Patients Undergoing Surgery for Colorectal Cancer：A Bayesian Network Analysis. Nutr Cancer，2021，73（5）：775–784.

107.Jin J，Xiong G，Wang X，et al. The Impact of Preoperative and Postoperative Malnutrition on Outcomes for Ampullary Carcinoma After Pancreaticoduodenectomy. Front Oncol. 2021；11：748341.

108. Joanna Grupińska，Magdalena Budzyń，Kalina Maćkowiak，et al. Beneficial Effects of Oral Nutritional

Supplements on Body Composition and Biochemical Parameters in Women with Breast Cancer Undergoing Postoperative Chemotherapy: A Propensity Score Matching Analysis. Nutrients. 2021; 13 (10): 3549.

109. Joffe L, Ladas EJ. Nutrition during childhood cancer treatment: current understanding and a path for future research. Lancet Child Adolesc Health. 2020; 4 (6): 465-475.

110. Johnson S, Ziegler J, August DA. Cannabinoid use for appetite stimulation and weight gain in cancer care: Does recent evidence support an update of the European Society for Clinical Nutrition and Metabolism clinical guidelines? Nutr Clin Pract, 2021, 36 (4): 793-807.

111. Jones CJ, Calder PC. Influence of different intravenous lipid emulsions on fatty acid status and laboratory and clinical outcomes in adult patients receiving home parenteral nutrition: A systematic review. Clin Nutr. 2018; 37 (1): 285-291.

112. Jordan EA, Moore SC. Enteral nutrition in critically ill

adults: Literature review of protocols. Nurs Crit Care, 2020, 25 (1): 24-30.

113. Kaderbay A, Atallah I, Fontaine E, et al. Malnutrition and refeeding syndrome prevention in head and neck cancer patients: from theory to clinical application. European Archives of Oto-Rhino-Laryngology, 2018, 275 (5): 1049-1058.

114. Kahn J, Pregartner G, Schemmer P. Effects of both Pro- and Synbiotics in Liver Surgery and Transplantation with Special Focus on the Gut-Liver Axis-A Systematic Review and Meta-Analysis. Nutrients, 2020, 12 (8): 2461.

115. Kakkos A, Bresson L, Hudry D, et al. Complication-related removal of totally implantable venous access port systems: Does the interval between placement and first use and the neutropenia-inducing potential of chemotherapy regimens influence their incidence? A four-year prospective study of 4045 patients. Eur J Surg Oncol. 2017, 43 (4): 689-695.

116. Kanekiyo S, Takeda S, Iida M, Nishiyama M, et al.

Efficacy of perioperative immunonutrition in esophageal cancer patients undergoing esophagectomy. Nutrition. 2019; 59: 96-102.

117.Karabulut S, Dogan I, Usul Afsar C, et al. Does nutritional status affect treatment tolarability, response and survival in Metastatic colorectal cancer patients? Results of a prospective multicenter study. J Oncol Pharm Pract. 2021, 27（6）: 1357-1363.

118.Karsten R T, Van Der Molen L, Hamming-Vrieze O, et al. Long-term swallowing, trismus, and speech outcomes after combined chemoradiotherapy and preventive rehabilitation for head and neck cancer; 10-year plus update. Head Neck, 2020; 42（8）: 1907-1918.

119.Katakami N, Uchino J, Yokoyama T, et al. Anamorelin（ONO-7643）for the treatment of patients with non-small cell lung cancer and cachexia: Results from a randomized, double-blind, placebo-controlled, multicenter study of Japanese patients（ONO-7643-04）. Cancer. 2018; 124（3）: 606-616.

120.Kita R, Miyata H, Sugimura K, et al. Clinical effect

of enteral nutrition support during neoadjuvant chemotherapy on the preservation of skeletal muscle mass in patients with esophageal cancer. Clin Nutr, 2021, 40 (6): 4380-4385.

121. Knight SR, Qureshi AU, Drake TM, et al. The impact of preoperative oral nutrition supplementation on outcomes in patients undergoing gastrointestinal surgery for cancer in low- and middle-income countries: a systematic review and Meta-analysis. Sci Rep. 2022; 12 (1): 12456.

122. Kong SH, Lee HJ, Na JR, et al. Effect of perioperative oral nutritional supplementation in malnourished patients who undergo gastrectomy: A prospective randomized trial. Surgery. 2018; 164 (6): 1263-1270.

123. Kurk S, Peeters P, Stellato R, et al. Skeletal muscle mass loss and dose-limiting toxicities in Metastatic colorectal cancer patients. J Cachexia Sarcopenia Muscle. 2019, 10 (4): 803-813.

124. Lakananurak N, Tienchai K. Incidence and risk factors of parenteral nutrition-associated liver disease in hospi-

talized adults: A prospective cohort study. Clin nutr ESPEN. 2019; 34, 81‐86.

125. Li P, Zhong C, Qiao S, et al. Effect of supplemental parenteral nutrition on all‐cause mortality in critically Ill adults: A Meta‐analysis and subgroup analysis. Front Nutr. 2022; 9: 897846.

126. Li T, Qiu H, Chen Z, et al. Investigation of nutritional status in Chinese patients with common cancer. Scientia Sinica Vitae. 2020; 50 (12): 1437‐1452.

127. Li W, Guo H, Li L, et al. Cost‐Effectiveness Analyses of Home Parenteral Nutrition for Incurable Gastrointestinal Cancer Patients. Front Oncol. 2022; 12: 858712.

128. Li Y, Chu Y, Song R, et al. Thalidomide combined with chemotherapy in treating elderly patients with advanced gastric cancer. Aging Clin Exp Res, 2018, 30 (5): 499‐505.

129. Li Z, Chen W, Li H, et al. Chinese Oncology Nutrition Survey Group. Nutrition support in hospitalized cancer patients with malnutrition in China. Asia Pac J

Clin Nutr. 2018；27（6）：1216-1224.

130.Lin YS，Hsieh CY，Kuo TT，et al. Resveratrol-mediated ADAM9 degradation decreases cancer progression and provides synergistic effects in combination with chemotherapy. Am J Cancer Res，2020，10（11）：3828-3837.

131.Liu C，Lu Z，Li Z，et al. Influence of Malnutrition According to the GLIM Criteria on the Clinical Outcomes of Hospitalized Patients With Cancer. Front Nutr. 2021；8：774636.

132.Liu CA，Zhang Q，Ruan GT，et al. Novel Diagnostic and Prognostic Tools for Lung Cancer Cachexia：Based on Nutritional and Inflammatory Status. Front Oncol. 2022；12：890745.

133.Liu MM，Li ST，Shu Y，et al. Probiotics for prevention of radiation-induced diarrhea：A Meta-analysis of randomized controlled trials. PLOS ONE，2017；12（6）：e0178870.

134.Liu S，Zhang S，Li Z，et al. Insufficient Post-operative Energy Intake Is Associated With Failure of Enhanced Recovery Programs After Laparoscopic Colorectal Cancer Surgery: A Prospective Cohort Study. Front Nutr. 2021; 8: 768067.

135. Lobo DN, Gianotti L, Adiamah A, et al. Perioperative nutrition: Recommendations from the ESPEN expert group. Clin Nutr. 2020; 39 (11): 3211-3227.

136. Löser A, Abel J, Kutz LM, et al. Head and neck cancer patients under (chemo-) radiotherapy undergoing nutritional intervention: Results from the prospective randomized HEADNUT -trial. Radiother Oncol. 2021; 159: 82-90.

137. Lyu J, Shi A, Li T, et al. Effects of Enteral Nutrition on Patients With Oesophageal Carcinoma Treated With Concurrent Chemoradiotherapy: A Prospective, Multicentre, Randomised, Controlled Study. Front Oncol. 2022; 12: 839516.

138. Ma Y, Wang J, Li Q, et al. The Effect of Omega-3 Polyunsaturated Fatty Acid Supplementations on anti-Tumor Drugs in Triple Negative Breast Cancer. Nutr Cancer, 2021, 73 (2): 196-205.

139. Maeng CH, Kim BH, Chon J, et al. Effect of multi-modal intervention care on cachexia in patients with advanced cancer compared to conventional management (MIRACLE): an open-label, parallel, randomized, phase 2 trial. Trials. 2022; 23 (1): 281.

140. Marshall KM, Loeliger J, Nolte L, et al. Prevalence of malnutrition and impact on clinical outcomes in cancer services: A comparison of two time points. Clin Nutr. 2019; 38 (2): 644-651.

141. Martin L, Kubrak C. How much does reduced food intake contribute to cancer-associated weight loss? Curr Opin Support Palliat Care. 2018; 12 (4): 410-419.

142. Martin RC 2nd, Agle S, Schlegel M, et al. Efficacy of preoperative immunonutrition in locally advanced pancreatic cancer undergoing irreversible electroporation (IRE). Eur J Surg Oncol. 2017; 43 (4): 772-779.

143. Martincich I, Cini K, Lapkin S, et al. Central Venous Access Device Complications in Patients Receiving Parenteral Nutrition in General Ward Settings: A Retrospective Analysis. JPEN. 2020; 44 (6): 1104 -

1111.

144.Mastroianni C，Magnani C，Giannarelli D，et al. Oral care in a sample of patients undergoing palliative care：a prospective single-centre observational study：Igor study. Palliat Med 2018；32（1）：45‐46.

145.Matsumoto A，Yuda M，Tanaka Y，et al. Efficacy of Percutaneous Endoscopic Gastrostomy for Patients With Esophageal Cancer During Preoperative Therapy. Anticancer Res. 2019，39（8）：4243-4248.

146.Matsuo N，Morita T，Matsuda Y，et al. Predictors of responses to corticosteroids for anorexia in advanced cancer patients：a multicenter prospective observational study. Support Care Cancer. 2017；25（1）：41-50.

147.Maureen Sheean P，Robinson P，Bartolotta MB，et al. Associations Between Cholecalciferol Supplementation and Self-Reported Symptoms Among Women With Metastatic Breast Cancer and Vitamin D Deficiency：A Pilot Study. Oncol Nurs Forum，2021，48（3）：352-360.

148.Mcmillan H，Barbon C E A，Cardoso R，et al. Manual Therapy for Patients With Radiation-Associated Trismus After Head and Neck Cancer. JAMA Otolaryngol Head Neck Surg, 2022; 148 (5): 418-425.

149. Melnic I, Alvarado AE, Claros M, et al. Tailoring nutrition and cancer education materials for breast cancer patients. Patient Educ Couns. 2022; 105 (2): 398-406.

150. Meng Q, Tan S, Jiang Y, et al. Post-discharge oral nutritional supplements with dietary advice in patients at nutritional risk after surgery for gastric cancer: A randomized clinical trial. Clin Nutr. 2021; 40 (1): 40-46.

151. Miller J, Wells L, Nwulu U, et al. Validated screening tools for the assessment of cachexia, sarcopenia, and malnutrition: a systematic review. Am J Clin Nutr. 2018; 108 (6): 1196-1208.

152. Minnella EM, Awasthi R, Bousquet-Dion G, et al. Multimodal Prehabilitation to Enhance Functional Capacity Following Radical Cystectomy: A Randomized Controlled Trial. Eur Urol Focus. 2021; 7 (1): 132-

138.

153. Miyata H, Yano M, Yasuda T, et al. Randomized study of the clinical effects of omega-3 fatty acid-containing enteral nutrition support during neoadjuvant chemotherapy on chemotherapy-related toxicity in patients with esophageal cancer. Nutrition, 2017, 33: 204-210.

154. Mochamat, Cuhls H, Marinova M, et al. A systematic review on the role of vitamins, minerals, proteins, and other supplements for the treatment of cachexia in cancer: a European Palliative Care Research Centre cachexia project. J Cachexia Sarcopenia Muscle. 2017; 8（1）: 25-39.

155. Motta JP, Wallace JL, Buret AG, et al. Gastrointestinal biofilms in health and disease. Nat Rev Gastroenterol Hepatol. 2021; 18（5）: 314-334.

156. Mueller-Gerbes D, Hartmann B, Lima J P, et al. Comparison of removal techniques in the management of buried bumper syndrome: a retrospective cohort study of 82 patients. Endosc Int Open, 2017, 5（7）:

E603-E7.

157. Muscaritoli M, Arends J, Bachmann P, et al. ESPEN practical guideline: Clinical Nutrition in cancer. Clin Nutr. 2021; 40 (5): 2898-2913.

158. Naito T. Emerging Treatment Options For Cancer-Associated Cachexia: A Literature Review. Ther Clin Risk Manag. 2019; 15: 1253-1266.

159. Najafi S, Haghighat S, Raji Lahiji M, et al. Randomized study of the effect of dietary counseling during adjuvant chemotherapy on chemotherapy induced nausea and vomiting, and quality of life in patients with breast cancer. Nutr Cancer. 2019; 71 (4): 575-584.

160. Neoh MK, Abu Zaid Z, Mat Daud ZA, et al. Changes in Nutrition Impact Symptoms, Nutritional and Functional Status during Head and Neck Cancer Treatment. Nutrients, 2020; 12 (5): 1225.

161. Ngo B, Van Riper JM, Cantley LC, et al. Targeting cancer vulnerabilities with high-dose vitamin C. Nat Rev Cancer. 2019; 19 (5): 271-282.

162. Nie C, He T, Zhang W, et al. Branched Chain Amino

Acids: Beyond Nutrition Metabolism. Int J Mol Sci. 2018; 19 (4): 954.

163. Nilsson A, Wilhelms DB, Mirrasekhian E, et al. Inflammation-induced anorexia and fever are elicited by distinct prostaglandin dependent mechanisms, whereas conditioned taste aversion is prostaglandin independent. Brain Behav Immun. 2017; 61: 236-243.

164. Nuchit S, Lam-Ubol A, Paemuang W, et al. Alleviation of dry mouth by saliva substitutes improved swallowing ability and clinical nutritional status of post-radiotherapy head and neck cancer patients: a randomized controlled trial. Support Care Cancer, 2020; 28: 2817-2828.

165. Nunes G, Fonseca J, Barata A T, et al. Nutritional Support of Cancer Patients without Oral Feeding: How to Select the Most Effective Technique? GE Port J Gastroenterol. 2020, 27 (3): 172-184.

166. Obling SR, Wilson BV, Pfeiffer P, et al. Home parenteral nutrition increases fat free mass in patients with incurable gastrointestinal cancer. Results of a randomized

controlled trial. Clin Nutr, 2019, 38（1）: 182-190.

167.O'Keefe GE, Shelton M, Qiu Q, et al. Increasing En-
teral Protein Intake in Critically Ill Trauma and Surgical
Patients. Nutr Clin Pract. 2019; 34（5）: 751-759.

168.Olsen SU, Hesseberg K, Aas AM, et al. A compari-
son of two different refeeding protocols and its effect on
hand grip strength and refeeding syndrome: a random-
ized controlled clinical trial. Eur Geriatr Med, 2021,
12（6）: 1201-1212.

169.Orell H, Schwab U, Saarilahti K, et al. Nutritional
counseling for head and neck cancer patients undergo-
ing （chemo） radiotherapy-a prospective randomized
trial. Front Nutr.2019; 6: 22.

170.Orlemann T, Reljic D, Zenker B, et al. A novel mo-
bile phone app （OncoFood） to record and optimize the
dietary behavior of oncologic patients: pilot study.
JMIR Cancer. 2018; 4（2） e10703.

171.Ozcelik H, Gozum S, Ozer Z. Is home parenteral nutri-
tion safe for cancer patients? Positive effects and poten-
tial catheter -related complications: A systematic re-

view. Eur J Cancer Care （Engl）. 2019；28 （3）：e13003.

172.Pedrazzoli P，Caccialanza R，Cotogni P，et al.The Advantages of Clinical Nutrition Use in Oncologic Patients in Italy：Real World Insights. Healthcare （Basel）. 2020；8 （2）：125.

173.Piercy KL，Troiano RP，Ballard RM，et al. The Physical Activity Guidelines for Americans. JAMA，2018，320 （19），2020‐2028.

174.Poort，H.，Peters，M.，van der Graaf，W.，et al. Cognitive behavioral therapy or graded exercise therapy compared with usual care for severe fatigue in patients with advanced cancer during treatment：a randomized controlled trial. Ann Oncol，2020，31 （1），115‐122.

175.Prado CM，Orsso CE，Pereira SL，et al. Effects of β‐hydroxy β‐methylbutyrate （HMB） supplementation on muscle mass，function，and other outcomes in patients with cancer：a systematic review. J Cachexia Sarcopenia Muscle. 2022；13 （3）：1623‐1641.

176. Qin N，Jiang G，Zhang X，et al. The Effect of Nutrition Intervention With Oral Nutritional Supplements on Ovarian Cancer Patients Undergoing Chemotherapy. Front Nutr，2021，8：685967.

177. Reid J，McKeaveney C，Martin P. Communicating with Adolescents and Young Adults about Cancer-Associated Weight Loss. Curr Oncol Rep. 2019；21（2）：15.

178. Reintam Blaser A，Preiser JC，Fruhwald S，et al. Working Group on Gastrointestinal Function within the Section of Metabolism，Endocrinology and Nutrition（MEN Section）of ESICM. Gastrointestinal dysfunction in the critically ill：a systematic scoping review and research agenda proposed by the Section of Metabolism，Endocrinology and Nutrition of the European Society of Intensive Care Medicine. Crit Care. 2020；24（1）：224.

179. Roeland EJ，Bohlke K，Baracos VE，et al. Management of Cancer Cachexia：ASCO Guideline. J Clin Oncol. 2020；38（21）：2438-2453.

180. Sasanfar B, Toorang F, Rostami S, et al. The effect of nutrition education for cancer prevention based on health belief model on nutrition knowledge, attitude, and practice of Iranian women. BMC Women's Health. 2022, 22 (1): 1-9.

181. Savoie M B, Laffan A, Brickman C, et al. A multi-disciplinary model of survivorship care following definitive chemoradiation for anal cancer. BMC Cancer, 2019; 19 (1): 906.

182. Schuetz P, Fehr R, Baechli V, et al. Individualised nutritional support in medical inpatients at nutritional risk: a randomised clinical trial. Lancet. 2019; 393 (10188): 2312-2321.

183. Shanjun Tan, Qingyang Meng, Yi Jiang, et al. Impact of oral nutritional supplements in postdischarge patients at nutritional risk following colorectal cancer surgery: a randomised clinical trial. Clin Nutr 2021; 40: 47 - 53.

184. Shen, B., Tasdogan, A., Ubellacker, J. M., et al. A mechanosensitive peri-arteriolar niche for osteogene-

sis and lymphopoiesis. Nature, 2021, 591 (7850), 438 – 444.

185. Silva TA, Maia FCP, Zocrato MCA, et al. Preoperative and Postoperative Resting Energy Expenditure of Patients Undergoing Major Abdominal Operations. JPEN J Parenter Enteral Nutr. 2021; 45 (1): 152-157.

186. Song M, Zhang Q, Tang M, et al. Associations of low hand grip strength with 1 year mortality of cancer cachexia: a multicentre observational study. J Cachexia Sarcopenia Muscle. 2021; 12 (6): 1489-1500.

187. Takanobu Yamada, Tsutomu Hayashi, Hirohito Fujikawa, et al. Feasibility and Safety of Oral Nutritional Supplementation with High-Density Liquid Diet After Total Gastrectomy for Gastric Cancer. World J Surg. 2022; 46 (10): 2433-2439.

188. Tyler R, Barrocas A, Guenter P, et al. ASPEN Value Project Scientific Advisory Council. Value of Nutrition Support Therapy: Impact on Clinical and Economic Outcomes in the United States. JPEN J Parenter Enteral

Nutr. 2020；44（3）：395-406.

189.Vazeille C，Jouinot A，Durand JP，et al. Relation between hyperMetabolism，cachexia，and survival in cancer patients：a prospective study in 390 cancer patients before initiation of anticancer therapy. Am J Clin Nutr. 2017；105（5）：1139-1147.

190.Wang A，Duncan SE，Lesser GJ，et al. Effect of lactoferrin on taste and smell abnormalities induced by chemotherapy：a proteome analysis. Food Funct，2018；9（9）：4948－4958.

191.Wang J，Tan S，Wu G. Oral nutritional supplements，physical activity，and sarcopenia in cancer. Curr Opin Clin Nutr Metab Care. 2021；24（3）：223-228.

192.Wang YH，Li JQ，Shi JF，et al. Depression and anxiety in relation to cancer incidence and mortality：a systematic review and Meta-analysis of cohort studies. Mol Psychiatry. 2020；25（7）：1487-1499.

193.Wilhelm-Buchstab T，Thelen C，Amecke-Mönnighoff F，et al. A Pilot study：protective effect on mucosal tissue using dental waterjet and dexpanthenol rinsing solution during radiotherapy in head and neck tumor patients. Oral Cancer, 2019; 3 (3 - 4): 59 - 67.

194. Wright T J, Dillon E L, Durham W J, et al. A randomized trial of adjunct testosterone for cancer-related muscle loss in men and women. J Cachexia Sarcopenia Muscle, 2018, 9 (3): 482-496.

195. Xie H, Ruan G, Ge Y, Zhang Q, Zhang H, Lin S, Song M, Zhang X, Liu X, Li X, Zhang K, Yang M, Tang M, Song CH, Shi H. Inflammatory burden as a prognostic biomarker for cancer. Clin Nutr. 2022; 41 (6): 1236-1243.

196. Xie HL, Zhang Q, Ruan GT, G et al. Evaluation and Validation of the Prognostic Value of Serum Albumin to Globulin Ratio in Patients With Cancer Cachexia: Results From a Large Multicenter Collaboration. Front Oncol. 2021; 11: 707705.

197. Yang QJ, Zhao JR, Hao J, et al. Serum and urine Metabolomics study reveals a distinct diagnostic model for cancer cachexia. J Cachexia Sarcopenia Muscle. 2018; 9 (1): 71-85.

198. Yang YC, Lee MS, Cheng HL, et al. More frequent nutrition counseling limits weight loss and improves energy intake during oncology management: a longitudinal inpatient study in Taiwan. Nutr Cancer. 2019, 71 (3): 452-460.

199. Yarom N, Hovan A, Bossi P, et al. Mucositis Study Group of the Multinational Association of Supportive Care in Cancer / International Society of Oral Oncology (MASCC/ISOO). Systematic review of natural and miscellaneous agents for the management of oral mucositis in cancer patients and clinical practice guidelines-part 1: vitamins, minerals, and nutritional supplements. Support Care Cancer. 2019; 27 (10): 3997-4010.

200. Zasowska-Nowak A, Nowak PJ, Ciałkowska-Rysz A. High-Dose Vitamin C in Advanced-Stage Cancer Patients. Nutrients. 2021; 13 (3): 735.

201. Zhang Q, Qian L, Liu T, et al. Investigation on Nutrition Status and Its Clinical Outcome of Common Cancers (INSCOC) Group. Prevalence and Prognostic Value of Malnutrition Among Elderly Cancer Patients Using

Three Scoring Systems. Front Nutr. 2021; 8: 738550.

202. Zhang Q, Song MM, Zhang X, et al. Association of systemic inflammation with survival in patients with cancer cachexia: results from a multicentre cohort study. J Cachexia Sarcopenia Muscle. 2021; 12 (6): 1466-1476.

203. Zhang Q, Zhang KP, Zhang X, et al. Scored-GLIM as an effective tool to assess nutrition status and predict survival in patients with cancer. Clin Nutr. 2021; 40 (6): 4225-4233.

204. Zhang X, Tang M, Zhang Q, et al. The GLIM criteria as an effective tool for nutrition assessment and survival prediction in older adult cancer patients. Clin Nutr. 2021; 40 (3): 1224-1232.

205. Zhou T, Wang B, Liu H, et al. Development and validation of a clinically applicable score to classify cachexia stages in advanced cancer patients. J Cachexia Sarcopenia Muscle. 2018; 9 (2): 306-314.

206. Zhu X, Callahan MF, Gruber KA, et al. Melanocortin-4 receptor antagonist TCMCB07 ameliorates can-

cer- and chronic kidney disease-associated cachexia. J Clin Invest. 2020；130（9）：4921-4934.

207.Zhuang C L，Zhang F M，Li W，et al. Associations of low handgrip strength with cancer mortality：a multicentre observational study. J Cachexia Sarcopenia Muscle，2020，11（6）：1476-1486.

208.陈洪生，吕强，王雷，等.中国恶性肿瘤营养治疗通路专家共识解读：输液港.肿瘤代谢与营养电子杂志，2018，5（3）：251-256.

209.陈梅梅，石汉平.肌肉功能评价方法.肿瘤代谢与营养电子杂志，2014；1（3）：49-52.

210.丛明华，王杰军，方玉，等.肿瘤内科住院患者膳食认知行为横断面多中心研究.肿瘤代谢与营养电子杂志，2017；4（1）：39-44.

211.丛明华.肠外营养安全性管理中国专家共识.肿瘤代谢与营养电子杂志，2021，8（05）：495-502.

212.樊跃平，张田，曲芊诺，等.中国恶性肿瘤营养治疗通路专家共识解读—经外周静脉置管部分.肿瘤代谢与营养电子杂志，2019；6（3）：301-304.

213.方玉，辛晓伟，石汉平，等.肿瘤患者家庭肠内营养治疗的规范化管理.肿瘤代谢与营养电子杂志，2017；4（1）：97-103.

214.国际血管联盟中国分会，中国老年医学学会周围血管疾病管理分会.输液导管相关静脉血栓形成防治中国专家共识（2020版）.中国实用外科杂志，2020；40（4）：377-383.

215.蒋奕，吴国豪，孟庆洋，等.长期肠外营养的合理应用与并发症防治.中华外科杂志，2014；52（9）：709-713.

216.李涛，吕家华，郎锦义，等.恶性肿瘤放疗患者营养治疗专家共识.肿瘤代谢与营养电子杂志，2018；5：358-365.

217.李涛，吕家华，郎锦义，等.恶性肿瘤放射治疗患者肠内营养专家共识.肿瘤代谢与营养电子杂志，2017；4（3）：272-279.

218.李增宁，陈伟，石汉平，等.肿瘤患者特殊医学用途配方食品应用专家共识.肿瘤代谢与营养电子杂志，2016，3（2）：95-99.

219.李增宁，李晓玲，陈伟，等.肿瘤患者食欲评价和调节的专家共识.肿瘤代谢与营养电子杂志，2020；

7（02）：169-177.

220.刘晶晶，黄蔚，吴志远，等.三种方式引导植入静脉输液港的比较.外科理论与实践.2018，23（04）：369-73.

221.吕家华，李涛，朱广迎，等.肠内营养对食管癌同步放化疗患者营养状况、不良反应和近期疗效影响——前瞻性、多中心、随机对照临床研究（NCT02399306）.中华放射肿瘤学杂志，2018；27（1）：44-48.

222.石汉平，刘俐惠，于恺英.营养状况是基本生命体征.肿瘤代谢与营养电子杂志，2019；6（4）：391-396.

223.石汉平，许红霞，李苏宜，等.中国抗癌协会肿瘤营养与支持治疗专业委员会.营养不良的五阶梯治疗.肿瘤代谢与营养电子杂志，2015；2（1）：29-33.

224.石汉平，许红霞，林宁，等.营养不良再认识.肿瘤代谢与营养电子杂志，2015；2（4）：1-5.

225.石汉平，杨剑，张艳.肿瘤患者营养教育.肿瘤代谢与营养电子杂志，2017；4（1）：1-6.

226. 石汉平，赵青川，王昆华，等.营养不良的三级诊断.肿瘤代谢与营养电子杂志，2015；2（2）：31-36.

227. 石汉平.恶性肿瘤病人营养诊断及实施流程.中国实用外科杂志，2018；38：257-261.

228. 石汉平.化疗患者营养治疗指南.肿瘤代谢与营养电子杂志，2016，3（3）：158-163.

229. 石汉平.营养治疗的疗效评价.肿瘤代谢与营养电子杂志，2017，4（4）：364.

230. 石汉平.肿瘤恶病质患者的蛋白质应用.肿瘤代谢与营养电子杂志2014；1（2）：1-5.

231. 石汉平.肿瘤营养疗法.中国肿瘤临床，2014；41（18）：1141-1145.

232. 宋春花，王昆华，郭增清，等.中国常见恶性肿瘤患者营养状况调查.中国科学：生命科学.2020；50（12）：1437-1452.

233. 吴孝红，陈惜遂，张红，等.三种路径植入静脉输液港安全性的Meta分析.中华护理杂志，2019；54（10）：1551-1558.

234. 吴肇汉，吴国豪，吴海福，等.全小肠切除患者家庭肠外营养16年的代谢研究.中华普通外科杂志，2003（2）：12-13.

235.伍晓汀，陈博.外科高血糖病人营养支持对策.中国实用外科杂志，2012，32（2）：123-125.

236.徐一杰，王志超，侯高峰，等.大剂量维生素C在肿瘤患者应用的安全性观察.肿瘤代谢与营养电子杂志2018；5（4）：399-402.

237.亚洲急危重症协会中国腹腔重症协作组.重症病人胃肠功能障碍肠内营养专家共识（2021版）.中华消化外科杂志，2021，20（11）：1123-1136.

238.闫开成，王瑾，蔡芸.ICU血管导管相关性血流感染的特点及影响因素.中华医院感染学杂志，2022，32（2）：308-312.

239.张慧，章真.放射性肠损伤的支持治疗进展.中国肿瘤临床，2022；49（9）：438-442.

240.中国胆固醇教育计划委员会.高甘油三酯血症及其心血管风险管理专家共识.中华心血管病杂志，2017，45（2）：108-115.

241.中国抗癌协会肿瘤营养与支持治疗专业委员会.复方氨基酸注射液临床应用专家共识.肿瘤代谢与营

养电子杂志，2019，6（2）：183-189.

242.中国抗癌协会肿瘤营养专业委员会，中华医学会肠外肠内营养学分会，中国医师协会放射肿瘤治疗医师分会营养与支持治疗学组.食管癌患者营养治疗指南.中国肿瘤临床，2020；47（1）：1-6.

243.中国抗癌协会肿瘤营养专业委员会.恶性肿瘤营养不良的特征.肿瘤代谢与营养电子杂志，2020；7（3）：276-282.

244.中华医学会肠外肠内营养学分会.成人补充性肠外营养中国专家共识.中华胃肠外科杂志，2017；20（1）：9-13.

245.中华医学会呼吸病学分会危重症医学学组，《中国呼吸危重症疾病营养支持治疗专家共识》.中华医学杂志，2020，100（8）：573-585.

246.中华医学会神经外科分会，中国神经外科重症管理协作组.中国神经外科重症患者营养治疗专家共识（2022版）.中华医学杂志，2022，102（29）：2236-2255.

247.中华医学会心血管病学分会预防学组，中国康复医学会心血管病专业委员会.冠心病患者运动治疗中国专家共识.中华心血管病杂志，2015，43（7）：575-588.